重庆市卫生健康委员会 ｜ 指　　导
重庆大学附属肿瘤医院 ｜ 组织编写

2022 年版

重庆市以医院为基础
肿瘤登记技术指南

周宏 何美 主编

U0281889

重庆大学出版社

图书在版编目（CIP）数据

重庆市以医院为基础肿瘤登记技术指南：2022年版 /
周宏，何美主编 . -- 重庆：重庆大学出版社，2022.11
ISBN 978-7-5689-3553-1

Ⅰ . ①重… Ⅱ . ①周…②何… Ⅲ . ①肿瘤 - 卫生统
计 - 重庆 - 指南 -2022 Ⅳ . ① R73-54

中国版本图书馆 CIP 数据核字（2022）第 171734 号

重庆市以医院为基础肿瘤登记技术指南（2022年版）
CHONGQING SHI YI YIYUAN WEI JICHU ZHONGLIU DENGJI JISHU ZHINAN (2022 NIAN BAN)

主　编：周　宏　何　美
策划编辑：胡　斌

责任编辑：胡　斌　　　版式设计：胡　斌
责任校对：刘志刚　　　责任印制：张　策

*

重庆大学出版社出版发行
出版人：饶帮华

社址：重庆市沙坪坝区大学城西路 21 号
邮编：401331
电话：（023）88617190　88617185（中小学）
传真：（023）88617186　88617166
网址：http://www.cqup.com.cn
邮箱：fxk@cqup.com.cn（营销中心）

全国新华书店经销
重庆长虹印务有限公司印刷

*

开本：787mm×1092mm　1/16　印张：10　字数：210 千
2022 年 11 月第 1 版　2022 年 11 月第 1 次印刷
ISBN 978-7-5689-3553-1　定价：76.00 元

重庆市以医院为基础肿瘤登记技术指南
（2022年版）
编 委 会

主　编　周　宏　何　美

副主编　赵胜林　李必波　杜　佳

编　者（以姓氏拼音为序）

陈正堂（陆军军医大学第二附属医院）

杜　佳（重庆大学附属肿瘤医院）

郭变琴（重庆大学附属肿瘤医院）

郭启帅（重庆大学附属肿瘤医院）

郭　晴（重庆大学附属肿瘤医院）

何　美（重庆大学附属肿瘤医院）

何云锋（重庆医科大学附属第一医院）

姜　庆（重庆医科大学附属第二医院）

江跃全（重庆大学附属肿瘤医院）

李必波（重庆市人民医院）

李代蓉（重庆大学附属肿瘤医院）

李德卫（重庆大学附属肿瘤医院）

李　俊（重庆大学附属肿瘤医院）

李　力（陆军特色医学中心）

李咏生（重庆大学附属肿瘤医院）

李幼飞（陆军军医大学第二附属医院）

林　博（重庆大学附属肿瘤医院）

刘　南（重庆大学附属肿瘤医院）

刘　秀（重庆大学附属肿瘤医院）

刘煜民（重庆大学附属肿瘤医院）

罗治彬（重庆市人民医院）

王　芳（重庆大学附属肿瘤医院）

王海东（陆军军医大学第一附属医院）

王志强（重庆大学附属肿瘤医院）

吴　剑（重庆大学附属肿瘤医院）

伍祥林（重庆大学附属肿瘤医院）

吴小候（重庆医科大学附属第一医院）

吴永忠（重庆大学附属肿瘤医院）

肖华成（重庆大学附属肿瘤医院）

肖　觉（重庆大学附属肿瘤医院）

许明芳（陆军特色医学中心）

杨俊涛（重庆两江新区第一人民医院）

杨维斌（重庆大学附属肿瘤医院）

易　萍（重庆医科大学附属第三医院）

于智凯（重庆大学附属肿瘤医院）

曾晓华（重庆大学附属肿瘤医院）

张宏宇（重庆医科大学附属第一医院）

张寿儒（重庆大学附属肿瘤医院）

张　艳（重庆大学附属肿瘤医院）

赵和照（重庆大学附属肿瘤医院）

赵胜林（重庆大学附属肿瘤医院）

周　宏（重庆大学附属肿瘤医院）

周　琦（重庆大学附属肿瘤医院）

周燕荣（重庆医科大学）

邹冬玲（重庆大学附属肿瘤医院）

序　言

　　癌症已成为严重威胁我国居民健康的主要公共卫生问题之一。世界卫生组织数据显示，2020 年全球新发癌症病例数约 1 929 万、死亡病例数约 996 万，其中我国新发病例数约 457 万，占 23.70%，死亡病例数约 300 万，占 30.00%，且以上数据还在呈持续上升趋势，癌症防控形势十分严峻。国际经验表明，采取积极预防、早期筛查、规范治疗等措施，对于降低癌症发病率和病死率具有显著效果。未来 10~20 年是我市遏制癌症增长的关键时期，建立肿瘤登记制度，建成覆盖全市的癌症病例登记系统，开展癌症临床数据分析研究，对癌症的早筛、早诊、早治具有重要支撑作用。《健康中国行动（2019—2030 年）》明确提出要实施癌症信息化行动，依托全市全民健康信息平台，建成互联互通的肿瘤登记信息系统。重庆市肿瘤防治办公室和市疾病预防控制中心分别负责以医院为基础和以人群为基础的肿瘤登记，各级各类医疗卫生机构履行肿瘤登记报告职责。

　　重庆大学附属肿瘤医院组织编写的《重庆市以医院为基础肿瘤登记技术指南（2022 年版）》是全市以医院为基础的肿瘤登记工作实现制度化管理的标志。以数据质量和资源共享为切入点，通过"扩面""提质""增效"推进癌症信息化行动，通过开展癌症临床数据分析、癌症病因学研究、癌症疾病负担及归因疾病负担研究，为癌症精准防治提供决策支持，对于加强癌症预防，重点干预，开发更为有效的新技术、新方法，进而遏制癌症增长趋势具有开创性意义。编写组按照"科学、全面、实用"的指导原则，查阅了大量国内外有关以医院为基础肿瘤登记的文献资料，采用符合中国人群特点的国内外先进标准，积极吸纳了近年来肿瘤登记实践中的好经验、好做法，广泛征求多方面意见，充分考虑可行性和可操作性，经反复讨论、修改、审查定稿，完成了本指南的编制任务。

　　本指南详细阐述了以医院为基础肿瘤登记的目的、意义、流程、实施方式、质量控制、统计分析以及数据安全等内容，为重庆市以医院为基础肿瘤登记项目的有效实施提供了方向与行动规范，便于全面掌握我市人群肿瘤发病特征，提升诊疗服务，有利于推进肿瘤疾病分级诊疗，以及县域医联体、医共体建设，提升区域肿瘤防治体系建设，为贯彻落实"健康中国"战略，持续推进"健康重庆"作出积极贡献。

重庆市卫生健康委员会副主任

2022 年 1 月于重庆

·目　录·

■ 第一章　以医院为基础肿瘤登记基本概述 ·················· 1

第一节　以医院为基础肿瘤登记介绍 ···················· 1

第二节　以医院为基础肿瘤登记的意义 ·················· 2

第三节　以医院为基础肿瘤登记的目标 ·················· 3

第四节　开展以医院为基础肿瘤登记的基本条件 ·········· 3

■ 第二章　以医院为基础肿瘤登记技术和方法 ·············· 5

第一节　以医院为基础肿瘤登记基本原则 ················ 5

第二节　肿瘤登记机构组织 ···························· 5

第三节　以医院为基础肿瘤登记工作程序 ················ 6

第四节　肿瘤新病例资料采集方法 ······················ 9

第五节　肿瘤既往病例资料收集方法 ···················· 10

第六节　肿瘤死亡补充发病资料收集方法 ················ 11

第七节　肿瘤登记信息表及填写说明 ···················· 12

■ 第三章　以医院为基础肿瘤登记质量控制与考核 ········ 15

第一节　质量控制流程及环节 ·························· 15

第二节　质量考核指标 ································ 16

第三节　肿瘤登记数据库质量控制 ······················ 19

■ 第四章　以医院为基础肿瘤登记随访 ·················· 21

第一节　随访目的及意义 ······························ 21

第二节　肿瘤随访的内容 ······························ 22

第三节　肿瘤随访方式 ································ 23

第四节　影响随访的因素 ·· 24

第五节　随访处理及策略 ·· 24

■ 第五章　肿瘤登记信息的分类和编码 ··· 26

第一节　分类和编码的基本原则 ··· 26

第二节　ICD-10 编码 ·· 27

第三节　ICD-O-3 编码 ·· 28

第四节　ICD 与 ICD-O 各版本的应用和转换 ·· 29

第五节　肿瘤分期基本原则 ·· 29

■ 第六章　统计分析 ··· 31

第一节　统计数据的类型及其特征 ··· 31

第二节　描述性统计分析 ·· 33

第三节　回归分析 ··· 40

第四节　机器学习在肿瘤登记中的应用介绍 ·· 45

■ 第七章　相关法律及保密原则 ··· 56

第一节　肿瘤登记数据的收集 ·· 57

第二节　肿瘤登记数据的存储与共享 ··· 57

第三节　肿瘤登记数据的发布与利用 ··· 58

■ 参考文献 ··· 59

■ 附录 1　肿瘤登记信息表 ··· 66

附录 1.1　肺癌信息登记表 ··· 66

附录 1.2　肝癌信息登记表 ··· 70

附录 1.3　结直肠癌信息登记表 ··· 73

附录 1.4　胃癌信息登记表 ··· 77

附录 1.5　食管癌信息登记表 ··· 80

附录 1.6　乳腺癌信息登记表 ································· 83

附录 1.7　宫颈癌信息登记表 ································· 86

附录 1.8　卵巢癌信息登记表 ································· 89

附录 1.9　子宫内膜癌信息登记表 ····························· 92

附录 1.10　甲状腺癌信息登记表 ····························· 95

附录 1.11　前列腺癌信息登记表 ····························· 98

附录 1.12　通用版信息登记表 ······························ 101

■ 附录 2　各主要癌种临床 TNM 分期编码表 ··············· 103

附录 2.1　肺癌 TNM 分期 ·································· 103

附录 2.2　肝内胆管癌 TNM 分期 ····························· 105

附录 2.3　肝细胞癌 TNM 分期 ······························ 106

附录 2.4　结肠和直肠癌分期标准 ····························· 107

附录 2.5　胃癌 TNM 分期 ·································· 109

附录 2.6　食管癌 TNM 分期 ································ 111

附录 2.7　乳腺癌 TNM 分期 ································ 113

附录 2.8　子宫颈癌 TNM 分期 ······························ 115

附录 2.9　卵巢癌 TNM 分期 ································ 117

附录 2.10　子宫内膜癌 TNM 分期 ··························· 119

附录 2.11　甲状腺癌 TNM 分期 ····························· 121

附录 2.12　前列腺癌 TNM 分期 ····························· 123

■ 附录 3　各主要癌种 ICD-10 编码表 ···················· 125

附录 3.1　肺癌 ICD-10 编码 ································ 125

附录 3.2　肝癌 ICD-10 编码 ································ 126

附录 3.3　结直肠癌 ICD-10 编码 ····························· 127

附录 3.4　胃癌 ICD-10 编码 ································ 128

附录 3.5　食管癌 ICD-10 编码 ······························ 129

附录 3.6　乳腺癌 ICD-10 编码 ······························ 130

附录 3.7　子宫颈癌 ICD-10 编码 ····························· 131

附录 3.8　卵巢癌 ICD-10 编码 ·· 132

附录 3.9　子宫内膜癌 ICD-10 编码 ·· 133

附录 3.10　甲状腺癌 ICD-10 编码 ·· 134

附录 3.11　前列腺癌 ICD-10 编码 ·· 135

■ 附录 4　ICD-O-3 主要编码表 ·· 136

附录 4.1　ICD-O-3 解剖学编码 ·· 136

附录 4.2　ICD-O-3 第 5 位编码 ·· 146

附录 4.3　ICD-O-3 第 6 位编码 ·· 147

第一章 以医院为基础肿瘤登记基本概述

肿瘤登记是制定癌症防控政策及评价癌症防控效果的基础性工作。2002 年原卫生部成立了全国肿瘤登记中心，2008 年将"肿瘤登记随访项目"纳入"国家重大公共卫生专项中央财政转移支付项目"，肿瘤登记工作在全国范围展开。近年来，国家出台了《健康中国行动（2019—2022 年）》《"健康中国 2030"规划纲要》等一系列肿瘤防治相关文件，均强调肿瘤登记工作的重要性，指出要实施癌症信息化行动，建立健全肿瘤登记制度。目前我国开展的主要是以人群为基础肿瘤登记（Population-Based Cancer Registration，PBCR），缺少高精度的以医院为基础肿瘤登记（Hospital-Based Cancer Registration，HBCR）。医院肿瘤登记与人群肿瘤登记互为补充，具有不可替代的作用。

第一节 以医院为基础肿瘤登记介绍

肿瘤登记报告是按一定的组织系统，经常性地搜集、储存、整理、统计分析和评价肿瘤发病、死亡和生存资料的统计机制。按信息来源可分为以人群为基础肿瘤登记和以医院为基础肿瘤登记。

以人群为基础肿瘤登记系通过多种渠道收集区域内人群发病、死亡的资料，覆盖范围广，由于其数据来源的广泛性，能够比较宏观地反映出不同性别、种族、区域的发病率和死亡率等流行病学信息，以便肿瘤病因学家和公共卫生学者研究肿瘤发病规律及制定适宜的公共卫生政策，还可以有效评价癌症早诊早治工作的效果以及癌症防治措施的科学性。

以医院为基础肿瘤登记主要搜集医院内癌症患者的临床诊治全过程资料，了解癌症患者的基本信息（人口统计学方面信息）、诊断信息（解剖学部位分类、组织形态学分类、细胞分化程度以及癌症分期指标）、治疗信息及结局信息，用于评价医院恶性肿瘤的诊治水平、护理质量以及医院的管理水平，同时也用于评价癌症患者经济负担，开展医院为基础的病例对照研究或队列研究。以医院为基础肿瘤登记是肿瘤登记的基础，通过收集大量的肿瘤信息，最终评估一个国家或地区的肿瘤经济负担，保证肿瘤防控和卫生资源配置的合理性与准确性。

两种登记方式各有特点亦有一定局限性，虽然前者的视野广阔但信息相对粗略，后者获得的信息精细却比较微观，因此两种登记方式互为补充，如此互补性的信息，对于肿瘤防治具有重要意义，登记开展的时间越长，覆盖范围越广，其作用越大。

美国等发达国家肿瘤防治经验证实，以医院为基础肿瘤登记是肿瘤登记的重要组成部分，在于能够及时、便利地获得癌症患者的医学记录和原始的病例资料，并可收集到比人群为基础肿瘤登记更为全面、详细及可靠的信息，数据具有较高的准确性。例如，美国外科医生协会和美国癌症协会联合建立的国家癌症数据库（National Cancer Database，NCDB），从全国超过 1 500 家医院 3 400 多万条患者临床资料中提取相关信息，并整合成 SEER（Surveillance, Epidemiology, and End Results）数据库，该数据库已成为美国癌症发病和生存信息的权威来源，为国际科学研究和肿瘤防治相关政策制定提供了重要的信息支撑。

第二节　以医院为基础肿瘤登记的意义

以医院为基础肿瘤登记可以为肿瘤病因、诊疗方案、转归、癌症防控效果的相关研究提供数据支持，以深入探究地域特征的恶性肿瘤危险因素，评价不同临床特征人群的诊疗方案，为提高患者的生存质量，合理配置医疗资源提供科学依据。具体体现在以下几个方面。

一、为防控策略制定提供科学依据

卫生行政部门将根据肿瘤登记报告提供的癌症信息，作为制定癌症控制规划的基本依据，促进癌症防控措施的科学评估与调整改进。

二、为医疗质量评估提供评价标准

以医院为基础肿瘤登记可以全面收集患者临床诊治全过程信息，包括具体诊断方法、治疗经过、不良反应、生存时间及质量等，进而综合制定、调整评价标准，准确评估医院及各科室诊治水平及效果，发现医院间差距，互相借鉴经验，规范诊疗，提高医疗质量。

三、为肿瘤防治研究提供数据基础

健全的以医院为基础肿瘤登记系统，可以针对性在医院开展新技术、新方法的追踪研究，并评估研究效果，为临床研究提供高精度的数据基础，有利于促进我国肿瘤科学研究的发展。

第三节　以医院为基础肿瘤登记的目标

一、推行科学可行的以医院为基础肿瘤登记方式

以医院为基础肿瘤登记强调收集不同病种、病期、诊断、治疗等一系列高精度的临床诊疗全过程数据，进行卫生经济学研究、临床诊治效果评估与流行病学研究，推行适合于重庆市现状、切实可行的肿瘤登记技术方案和管理模式，逐步推广实施。

二、建立以医院为基础肿瘤登记数据标准

规定肿瘤登记数据集的元数据属性和数据元属性，建立以医院为基础肿瘤登记数据标准，指导区域内肿瘤登记信息的采集、储存、共享以及信息系统的开发。

三、构建以医院为基础肿瘤登记数据库

依托互联网和人工智能技术，按照肿瘤登记数据标准，自动抓取患者诊治信息，自动整合全市死因监测、电子病历等信息资源，实现多途径数据源统筹管理与交换。同时开展主动随访和被动随访，获取患者结局信息，最终构建成为全市恶性肿瘤患者基本信息、临床诊治、生存结局等标准化的全生命周期的患者数据库。

第四节　开展以医院为基础肿瘤登记的基本条件

由于以医院为基础肿瘤登记收集的信息更为详细和精准，具有重要的科研和现实意义，是肿瘤登记监测的重要一环，因此肿瘤登记质量要求较高，不准确或不完整的资料都将导致肿瘤防治计划的偏差和评价效果的错误。

根据我国目前的医疗状况，确定以医院为基础肿瘤登记的医院为二级及以上医疗机构，包括省、市、区、县综合医院、医学院校附属医院、专科医院、专业防治机构、局属职工医院、大型工矿医院、民办综合性医院，以及对地方居民开放的部队医院。医院开展肿瘤登记工作，必须具备以下基本条件。

一、建立肿瘤登记报告制度

开展恶性肿瘤登记报告的医院，首先应由该院行政职能部门，根据卫生行政部门颁发的法规，制定适合于该院的肿瘤登记报告制度，包括肿瘤登记报告程序、核实制度、随诊制度、死亡报告制度和资料统计分析制度等，并指定相应部门负责承担这项工作，以保证此项工作长期正常运行。

二、有效健全的电子病历系统

肿瘤登记医院应具备健全的电子病历系统，能运用文字抓取技术、人工智能等方式，从系统中自动抓取肿瘤患者诊断、治疗、随访以及危险因素等详细信息，保证数据的准确性，提高数据的可获得性，大幅度降低人力成本。并能依托大数据的深度挖掘，提供数据的连续性、时效性，更好发挥肿瘤登记数据价值，为政府决策提供及时服务。

三、肿瘤诊断的可靠性

医院各诊断科室（病理、放射、超声等）应详细规范报告检查结果（癌症部位、大小、病理类型、浸润深度、分化程度等），为临床医生能按 ICD-O-3 及 TNM 分期标准书写病名及判断分期提供全面的信息。各临床科室医生在病案中要认真、完整、规范地书写患者的基本情况、疾病分类、TNM 分期和治疗方法等诊治信息，及时记录患者复诊时的相关信息，以保障诊断的可靠性。

第二章 以医院为基础肿瘤登记技术和方法

高精度地以医院为基础肿瘤登记数据是肿瘤统计的重要基础，它能直观反映恶性肿瘤对患者的危害程度，评价不同临床诊疗方案的效果。肿瘤登记的数据质量直接影响统计报告和科学研究的结果，本章将从以下几个部分阐述以医院为基础肿瘤登记的关键环节。

第一节 以医院为基础肿瘤登记基本原则

以医院为基础肿瘤登记基本原则包括：

1. 坚持科学、可行、可持续原则，采用技术上可行且经济上合理的方法。

2. 重庆市卫生健康委员会统一领导和部署，重庆大学附属肿瘤医院负责组织实施，各医院开展以医院为基础肿瘤登记工作。

3. 各单位和部门围绕肿瘤登记项目任务明确分工，积极配合，互相协调，统一工作模式和工作流程。

第二节 肿瘤登记机构组织

以医院为基础的肿瘤登记机构，主要设置在医疗机构，收集、保存本单位诊治的肿瘤病例的有关资料，目的在于了解和评价医院肿瘤患者的诊治情况。

一、肿瘤登记机构的设置

以医院为基础肿瘤登记由重庆市卫生健康委（以下简称"市卫健委"）统一领导和部署，重庆大学附属肿瘤医院负责组织实施，成立项目领导小组、项目办公室、项目专家组和项目工作组。

1. 项目领导小组：由市卫健委各相关处室和单位成员组成，对项目实施进行统一的管理和部署，负责项目工作的领导、组织、协调和监督，定期开展项目检查、督导和评估；争取项目开展所需要的政策和相关工作条件。

2. 项目办公室：设在重庆市肿瘤防治办公室，负责项目组织、协调、培训及督导等具体工作；制定实施方案和工作计划；质量控制，资料审核验收，完成资料收集分析。

3. 项目专家组：组建市级专家工作组，由临床、公共卫生、计算机等专业相关专家构成，负责人员培训、技术指导和现场督导，为项目实施提供技术支撑。

4. 项目工作组：设立在项目实施医院，由医院内相关科室（如医务科、病案科、肿瘤科或信息科）作为该院项目管理办公室，负责推进本单位内的病例收集、核实、反馈、随访和上报工作，建立肿瘤登记数据库。

二、肿瘤登记信息采集人员的选择与配置

信息采集人员分为三类，分别为临床医生/护士、病案室专业人员和专职人员。根据不同专业背景与现职状况，合理安排项目内容与工作量。

人员配置数量根据肿瘤患者年诊治人次而定，一般可参照每人每天采集30份病例信息的工作量来配置人员数。其中医院信息化程度高的项目医院，可以从电子病历系统中提取信息，手工完善和补充，每人单位时间工作量增加，人员数量可适当降低。

信息采集人员在从事这项工作前均要通过相关的业务培训学习，掌握必需的知识和技能后方可上岗。培训的内容应包括病历的构成、疾病分类（ICD-10 和 ICD-O-3）、诊断、癌症分期和各种治疗方法的规范方案等方面的基础知识以及信息采集的填写细则与说明。同时从事肿瘤登记工作的各类人员在各级水准上的继续学习和定期接受专业技能培训应作为项目医院常规工作和质量控制的部分内容。

第三节　以医院为基础肿瘤登记工作程序

一、肿瘤登记收集的病种和病例范围

以医院为基础肿瘤登记收集的病种为恶性肿瘤，恶性肿瘤按照世界卫生组织（World Health Organization，WHO）制定的国际疾病分类（International Classification of Diseases，ICD）第十版中恶性肿瘤类目（C00~C97，D00~D09）进行登记报告。在肿瘤行为学方面应将 ICD-O-3（International Classification of Diseases for Oncology，Third Edition，WHO，2000）中行为编码为 2、3、6 和 9 的病例纳入登记报告范围内。

登记上报的恶性肿瘤患者应有详细、完整的病历记录。具体包括以下三种病例：

1. 在项目（即肿瘤登记）医院住院确诊为恶性肿瘤，并在该院接受住院治疗或放弃治疗的病例。

2. 在其他医院确诊，但在该项目医院接受全部及部分治疗的病例。

3. 在项目医院接受日间手术、日间放射治疗或日间化学治疗的病例。

注意事项：

1. 所有确诊的恶性肿瘤患者每次住院信息均需上报，即每住院治疗一次，信息就上报一次。

2. 参加临床试验项目的患者信息，在盲法结束后，需要补充上报诊疗信息。

二、肿瘤登记工作流程

以医院为基础肿瘤登记工作流程包括信息采集、数据管理和数据分析利用三部分（图2-1）。信息采集有自动上传、系统推送、手工填写三种方式，项目医院根据院内信息化程度的高低，选择不同的登记报告方式。数据管理包括对项目医院收集到的数据进行清洗、编码、质控和储存，其中质量控制是数据管理的核心内容，详见第三章以医院为基础肿瘤登记质量控制与考核章节；数据分析包括统计分析和报告，根据不同的研究目的，以医院为基础肿瘤登记数据可以提供各类分析指标，如：①医院就诊情况分析，医院每年就诊恶性肿瘤人数和人次，不同病种、部位、性别和年龄就诊癌症患者数、人次及其构成；②科室就诊情况分析，不同科室就诊癌症患者数和人次，不同病种、部位、性别和年龄人数、人次及其构成；③诊疗指标分析，医院及不同科室癌症患者诊断方法、误诊率、分期、治疗方法、治疗效果和不良反应等；④生存情况分析，计算半年、1年、3年和5年生存率；⑤费用指标分析，医院及不同科室患者的病种诊断费用、治疗费用等。

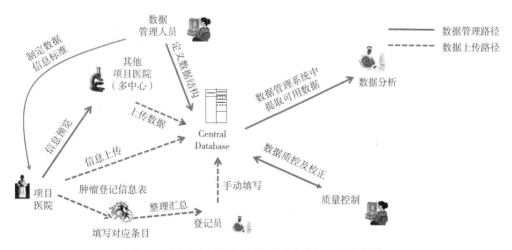

图2-1 重庆市以医院为基础肿瘤登记工作流程图

三、肿瘤登记数据来源及流程

以医院为基础肿瘤登记数据主要由临床科室治疗、病理等辅助科室诊断、病案室编码和管理、信息科整合的项目医院数据构成，如图2-2所示；此外，还有由全市死

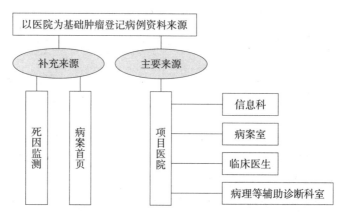

图 2-2 重庆市以医院为基础肿瘤病例资料来源示意图

因监测数据和病案首页信息作为数据的补充来源，进一步保障数据的完整性。

以医院为基础肿瘤登记数据收集流程见图2-3。从项目医院收集相关信息后，在数据平台上进行数据管理，检查数据的准确性和完整性，对于不合格的数据，返回项目医院，由项目医院审核修改；合格的数据进行建档保存为肿瘤登记数据库。数据库中存活的病例在满足随访周期要求后（自确诊之日起5年之内，每半年随访一次；自确诊之日起超过5年，每年随访一次），由首家接诊的项目医院进行随访，完成随访信息后，建档保存。

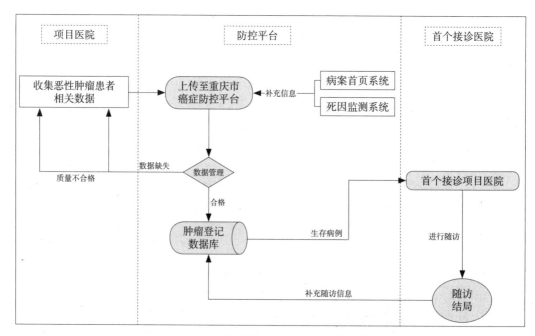

图 2-3 以医院为基础肿瘤数据收集流程图

第四节　肿瘤新病例资料采集方法

肿瘤登记数据根据病例类型可分为新病例、既往病例和死亡病例，其中新病例为数据的主要组成部分，是肿瘤登记报告工作的重点。随着互联网、云计算等信息技术与通信技术的迅猛发展，大部分医院的信息系统功能也越来越完善，基本上都具有较为健全的电子病历系统，这种发展趋势使得传统的手工填写报告卡的方式变得不合时宜。因此，本节主要介绍基于信息系统的两种报告方法。

一、基于电子病案首页的肿瘤登记方法（系统推送）

通过重庆市卫生健康数据交换与共享平台获取项目医院内恶性肿瘤患者的病案首页信息，在肿瘤登记系统内自动推送给各项目医院，项目医院根据系统提示手工完善和补充相关信息。

项目医院内部应做好以下基本工作：

1. 由一名业务院长分管并协调医院内的肿瘤登记报告工作，指定如医务科、病案科或肿瘤科负责执行。执行科室要安排专人负责肿瘤登记相关工作（资料的补充完善、质量控制和督导检查等）。

2. 病案室是医院内最重要的肿瘤病例资料保存和管理部门。医院内负责具体工作的执行科室和病案室的工作人员可通过定期查阅电子病历以发现漏报的病例，并及时完成补报。

二、基于医院信息系统（HIS）的肿瘤登记方法（自动/半自动上传）

项目医院在具备健全的电子病例系统前提下，按照以医院为基础肿瘤登记数据采集标准，建立医院内肿瘤登记报告数据系统，高精度采集医院内恶性肿瘤患者的信息，自动或半自动上传到肿瘤登记系统，在登记系统内与全市病案首页、死因监测等信息资源进行整合，构建成完整的以医院为基础肿瘤登记数据库。具体方式如下：

1. 建立医院内肿瘤登记管理系统。项目医院需根据以医院为基础肿瘤登记规定的数据集标准，采集、储存并上报相关数据（可由院内信息科自行完成或与相应公司共同开发数据提取方案）。方式一：增加报卡窗口，将无法直接在院内系统中抓取的肿瘤登记报告内容整理成简短条目的电子报卡，当医生在书写电子病历时，若诊断为恶性肿瘤，系统自动弹出肿瘤登记页面，提醒医生进行肿瘤登记信息填报。方式二：基于院内信息系统，按照以医院为基础肿瘤登记数据集标准，运用文本挖掘等技术，在电子病历系统中自动抓取肿瘤登记相关信息，提取形成院内肿瘤登记数据库。

2. 数据上传。院内肿瘤登记数据库形成以后，可以通过三种方式上传到肿瘤登记系统。一是自动化方式：院内肿瘤登记管理系统与全市肿瘤登记系统通过接口对接，项目医院内就诊的肿瘤患者信息，及时同步到肿瘤登记平台，实现自动化数据收集；二是半自动化方式：定期导出在院内肿瘤登记系统的数据库，将电子版数据库分批次手工上传到全市肿瘤登记系统中;三是手动填写:在肿瘤登记系统中自行填写对应条目，耗时耗力，较为繁琐，一般不推荐手动填写。

3. 系统信息整合。将上传到全市肿瘤登记系统的数据，与对接到系统内的全市病案首页和死因监测数据进行整合，形成上报后的初始数据库。

4. 手工补充完善。项目医院责任部门对上报后的初始数据进行质量控制，对有疑问或项目填报不全的报告，可查阅患者电子病历，或询问临床医生，进行修改或补充报告内容，最后将审核合格的报告提交为正式报告。基本流程见图2-4。

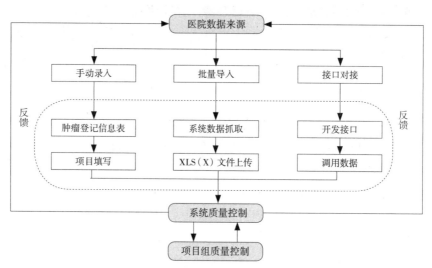

图2-4　基于医院信息系统（HIS）的肿瘤报告流程图

第五节　肿瘤既往病例资料收集方法

恶性肿瘤具有高复发、易转移的生物学特性，导致患者需要定期到医院接受复查和后续治疗，反复多次住院，增加了肿瘤既往病例资料采集的复杂性，传统收集方式难以准确掌握恶性肿瘤患者的最新信息。

本节根据肿瘤既往病例特点，提出以下资料采集方法：

1. 通过系统推送方式上报的既往病例，登记系统对接全市病案首页信息，根据患者姓名、身份证号、住院号、入院日期等作为匹配符进行查重判断,若判断为既往病例(登记系统中曾记录过的病例)，系统自动标注就诊次数，整合全市病案首页信息和既往登记信息，并对性别、血型等固定信息进行一致性检验，保证数据的准确性，通过一致性检验后的数据直接覆盖诊疗数据，补充复诊信息；若未通过一致性检验则需要人工辅助核对修改。

2. 通过自动化或半自动化上传的既往病例，登记系统进行查重判断和一致性检验，通过一致性检验后的数据直接覆盖诊疗记录，若未通过一致性检验，则需手动更新患者诊疗信息，如第 2 次诊断级别高于第 1 次或采用了新的治疗方式等。

第六节　肿瘤死亡补充发病资料收集方法

死亡补充发病资料（Death Certificate Notification，DCN，以下简称"死亡补发病"），是指由死因监测数据发现漏报肿瘤患者信息，并完成肿瘤登记的过程。肿瘤患者生前可能尚未确诊，或者生前已确诊为恶性肿瘤，但医院漏报、错误编码等原因，可能存在新病例未能正常上报，因此需对死因监测系统中根本死因或伴随死因为恶性肿瘤的记录与肿瘤登记数据库进行核对。如果发现肿瘤登记系统中没有记录（即发现漏报），需补充肿瘤发病报告，以确保肿瘤登记报告数据的完整性和准确性。

在死亡补发病的工作过程中，将仅有死亡医学证明书，经调查无法获得死者生前肿瘤诊治的任何医学资料的肿瘤病例，依据死亡医学证明书中相关信息补充肿瘤发病登记，其中的诊断日期（发病日期）项填写为死亡日期。这类登记病例称为"只有死亡证明"（Death Certificate Only，DCO）的病例。如果通过追溯调查获得死者生前肿瘤诊治的临床资料，就根据临床资料补充肿瘤发病登记，这类病例称为首先由死亡医学证明书确认（Death Certificate Initiated，DCI）的病例。

死亡补发病的具体工作流程见图 2-5。

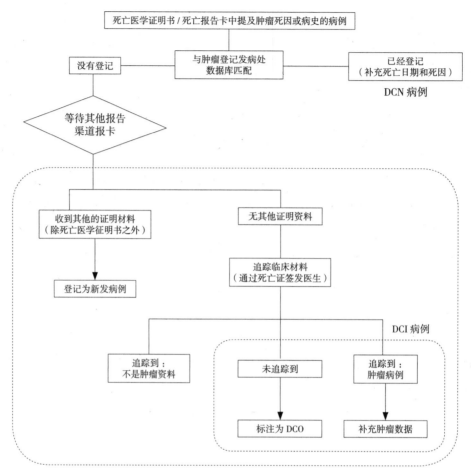

图 2-5　死亡补发病工作流程[①]

第七节　肿瘤登记信息表及填写说明

根据癌种发病和诊治特征，以医院为基础肿瘤登记信息收集表分为详细版和通用版，详细版主要是针对每个常见高发癌种的特点而独立设计的表格，包括肺癌、肝癌、结直肠癌、胃癌、食管癌、乳腺癌、宫颈癌、卵巢癌、子宫内膜癌、甲状腺癌和前列腺癌等 11 大癌种；剩余的癌种，由于经费和人力的限制，目前采用通用版信息登记表，后期会不断地开发完善。

肿瘤登记表基本项目是指任何一个肿瘤登记机构最低限度必须收集的肿瘤登记资

[①] 引用自《中国肿瘤登记工作指导手册（2016）》。

料，即为保证肿瘤登记资料的利用而收集的最少内容。基本项目由五部分组成，基本信息、诊断信息、治疗信息、随访信息、费用信息，不管是通用版还是详细版都包括这五个部分的内容，只是通用版表格相对比较简单，易于填写，但不能针对各癌种个性化的诊断和治疗特点进行登记报告，而且内容不够详细。

为保证肿瘤登记的质量，让工作人员能够更好地理解和正确填写表格，本节对主要变量进行如下解释。

1. 病例登记编号：病例登记编号为全市肿瘤登记内部资料管理专用。患者每登记一次就会有一个登记编号。登记编号是由系统根据年份、地区、医院及序号等信息自动生成的 17 位阿拉伯数字。

2. 身份证号码：确认患者身份最可靠的根据。

3. 病案号：这一号码是识别患者的唯一标志，对患者后期的诊治和随访信息更新是非常重要的。

4. 姓名：户籍簿或身份证上的正式姓名，填写时不能用同音异形字。

5. 出生日期：应以户籍簿或身份证日期为准，为计算实足年龄的重要依据。可通过家庭访视，查阅户籍簿，身份证等方法获得。

6. 住址：填写病例发病时常住的实际居住地址和（或）户籍地址。

7. 职业：详细填写工作的性质、类别（工种）。统计分类标准要求采用《国家卫生统计调查制度》（北京：人民卫生出版社，2007）中所列国家标准。

8. 发病日期：因怀疑恶性肿瘤而第一次就诊或入院的日期；医生第一次诊断或第一次由病理报告提及恶性肿瘤的日期；第一次有尸检诊断的病例或 DCO 病例的死亡日期。IARC 对上述日期报告优先级排序为：组织学、细胞学确诊日期 > 因恶性肿瘤住院日期 > 门诊诊断为恶性肿瘤的日期 > 其他诊断肿瘤日期 > DCO 确认的死亡日期 > 尸检发现肿瘤的死亡日期。

9. 多原发肿瘤：同一个体同时或先后发生两个及以上原发肿瘤，这些肿瘤称为多原发肿瘤，而肿瘤的多灶、复发、转移及扩散不属于多原发肿瘤。若为多原发肿瘤，则需要根据部位、组织类型、出现时间判断是否需要新增记录。

10. 病理学类型：反映肿瘤诊断的可靠性。分类方法可参照国际分类标准，见国际肿瘤分类（ICD-O-3）。

11. TNM 分期：采用国际抗癌联盟（Union for International Cancer Control，UICC）制定的恶性肿瘤 TNM 分期规则，用以评估原发性肿瘤的范围、淋巴结转移、远处转移等信息。

12. 诊断依据：采用 IARC/IACR 标准反映肿瘤诊断的可靠程度，病理组织学和死亡后尸体解剖是最可靠的诊断依据。通常把诊断依据是否有显微镜检查分为两类。

（1）无显微镜检查：①临床诊断：仅根据症状、体征及疾病发展规律的临床诊断；

②其他专门检查：包括 X 线、超声波、核素扫描、CT、磁共振、生化、免疫检查等；

③手术诊断：根据所见赘生物诊断，包括外科手术和内镜检查，但未做病理组织学检查；

④特殊的生化和免疫学检查。

（2）显微镜检查：①细胞学或血片：白血病血片检查，脱落细胞学检查；②病理（继发）；③病理（原发）：包括骨髓涂片与病理切片；④尸体解剖；⑤不详；⑥由死亡补发病，指仅有医学死亡证明书而无任何其他诊断依据资料的病例。

13. 肿瘤标志物及基因检测情况：包括针对特殊肿瘤部位的生化、免疫学标志物及基因检测结果。

14. 治疗项目：治疗过程中采取的治疗项目。

15. 治疗效果：整体治疗效果。

16. 死亡原因：恶性肿瘤患者多数死于肿瘤，但有部分死于其他疾病或其他原因，需根据有关死因分类规定加以确定。

完整登记表详见附录 1。

第三章　以医院为基础肿瘤登记质量控制与考核

以医院为基础肿瘤登记工作的核心是获取医院内全部恶性肿瘤诊治信息，可以为肿瘤病因、诊疗方案、转归、癌症防控效果的相关研究提供数据支持，为合理配置医疗资源以及促进癌症防控措施的科学评估与调整改进提供科学依据。不可靠信息会对政策制定、预防治疗方向给予错误引导，因此获得高质量的登记信息是每个项目医院的首要任务。为了保证数据的完整性和准确性，必须设立质量控制工作程序。

第一节　质量控制流程及环节

质量控制应贯穿肿瘤登记工作的全过程，必须对项目中的每一个环节采取严格的质量控制措施，包括设计阶段的质量控制、人员培训的质量控制、现场工作的质量控制等。

一、严格执行项目管理办法和技术方案

项目办按照技术方案的考核办法和要求，对项目单位的组织实施、项目进度和效果进行定期督导和考核。项目单位应严格执行项目管理办法和技术方案，做到分工明确，责任到人，确保项目工作质量，如期完成工作。做到流程合理、优势互补、职责明确、合作运行。

二、数据收集前的人员资质和培训

严格保证各个环节的工作人员具备所需的工作资质和工作背景，所有工作人员经过培训，了解肿瘤登记目的、内容及注意事项，培训合格后方可开始工作。

三、数据资料质控要求

为了获得高质量的肿瘤登记数据，在开展肿瘤登记工作中，需要满足以下三个方面的质量控制要求，肿瘤登记质量控制流程见图3-1。

1. 上报数量和内容完整。各项目医院在上报时，应确保肿瘤患者如数全部上报，避免漏报。漏报原因多为报告设计的缺陷、管理漏洞以及信息系统遗漏等，项目医院需定期将本院肿瘤登记例数和医院电子病历提供的肿瘤病例总数作比，该比例应超过

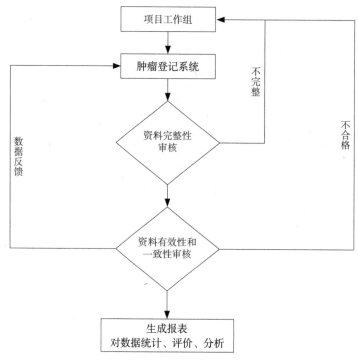

图3-1 肿瘤登记质量控制流程图

95%，若比例较低，则提示该医院肿瘤登记数漏报较多，完整性较差。为避免医院内漏报情况，应有专人负责、定期通过与电子病历核对，将漏报的病例补全。

登记的必填内容应该齐全不漏，选填内容尽量填写。质控员对院内初始形成的数据库进行核查，核对数据的正确性和完整性，是否有错填或漏填，重点核对姓名、性别、身份证号、居住地、联系方式等基本信息，以及发病日期、出院主要诊断、诊断依据、分期、病理类型等肿瘤相关信息。

2. 登记信息准确。恶性肿瘤具有高复发、易转移的生物学特性，导致患者需要反复多次住院，因而带来了肿瘤既往病例资料采集的复杂性，在采集既往病例时，尽量避免重报、漏报。另外还要避免误报，如将非恶性肿瘤报为恶性肿瘤等情况。

3. 登记报告及时。各项目医院在规定的时间内将肿瘤登记信息上传到登记系统，一般要求患者出院后的次月15日前完成数据上报，以便管理单位进行数据核查、汇总分析。

第二节　质量考核指标

根据《中国肿瘤登记工作指导手册》和国际癌症研究中心（International Agency for Research on Cancer, IARC）/国际癌症登记协会（International Association of Cancer Registries, IACR）对肿瘤登记质量的有关要求，数据质量考核的主要指标可分为评价完整性、有效性和时效性的指标。

一、评价完整性的指标

完整性是登记数据的重要属性。在实际中，项目医院很难能达到理想的 100% 完整，不完整性几乎不可避免，但需达到一定标准。当数据达到最大完整性时，说明越接近研究对象整体的真实情况。因此完整性是肿瘤监测质量控制过程中的重要部分。

1. 上报数与病案系统数的比例。以医院为基础肿瘤登记无法获得全人群数据，因此，检验项目医院的上报数据完整性的第一个指标为项目医院肿瘤登记例数和医院电子病历提供的肿瘤病例总数之比，该比例应超过 95%，若比例较低，则提示该医院肿瘤登记数漏报较多，完整性较差。

2. 形态学诊断确认（Morphology verification，MV）的比例。形态学诊断确认的比例是根据组织标本的显微镜验证诊断出的病例百分比。包括组织学确诊病例（Histological verification，HV）、细胞学诊断病例和血液学检查（未经骨髓检查）确诊的白血病病例。MV 的比例一般介于 66%~95% 之间。MV 的比例并非越高越好，较高比例的形态学诊断病例，是由过多依赖于病理学实验室作为信息来源的病例发现的过程引起，而通过其他途径诊断的病例就会漏掉。因此非常高的 MV 比例提示上报数据存在漏报问题。

3. 俘获 – 再俘获方法（Capture-recapture，CR）估计漏报。CR 是利用两个或两个以上独立来源的样本资料，按照相互独立事件几率相乘原理，对一总体作出总数的估计。公式如下：

$$N = \frac{(S_1 + 1)(S_2 + 1)}{(S_{12} + 1)} - 1$$

$$标准误 = \sqrt{[(S_1 + 1)(S_2 + 1)(S_1 - S_{12})(S_2 - S_{12})] / [(S_{12} + 1)^2(S_{12} + 2)]}$$

95% 可信限 $= N \pm 1.96 \times$ 标准误

公式里，S_1 可看作是用一种方法收集到的病例数，S_2 为另一种方法收集到的病例数，S_{12} 为两个名单中均有相同病例的人数，N 为总病例估计数。用总病例估计数除以相应的高危人数，即可算得总估校正患病率（查出率）。

例如 2021 年从某地区 A 医院上报 64 例肺癌病例（病例信息"第一来源"），该地区 B 医院上报 23 例肺癌病例（病例信息"第二来源"），其中共同病人 18 例。按照公式：$S_1 = 64$，$S_2 = 23$，$S_{12} = 18$，计算得到 $N = 81$，95% 置信区间为 67~95。两来源合并后，去除共同部分，A 医院肺癌病例共 69 例（64 + 23 − 18），合并后的该地区肿瘤病人总查出率为 = 69/81 = 85.2%，漏报率为 14.8%。

二、评价有效性的指标

有效性是指登记记录中具有给定特征（例如肿瘤部位、年龄、性别、诊断、编码）

的真正属性的病例所占的比例。常用的指标：MV%、DCO%、原发部位不详或未特指的病例所占百分比（Other and Unspecified，O&U%）、年龄不明所占百分比和内部一致性等。

1. 形态学诊断确认的比例（MV%）。基于形态学或镜检方法作出诊断的登记病例的百分比，可同时用于评价有效性和完整性。MV% 提示患者诊断依据的可靠程度，类似地，"DCO" 提示未作形态学检查，也可用于评价肿瘤登记的有效性。通常 MV% 的计算是用所有登记病例作为分母，分母中包括 DCO 病例（根据定义，其不可能有形态学诊断依据）。因此，较高比例的 DCO 病例会引起较低的 MV%。值得注意的是，MV% 可因原发肿瘤的部位而异，对于乳腺癌、宫颈癌、食管癌等容易得到组织学诊断的肿瘤，其 MV% 较高；对于肝癌、肺癌等肿瘤，MV% 常常较低。MV% 也受登记地区诊疗水平的影响。

2. 原发部位不详或未特指的病例所占百分比（O&U%），以及年龄不明所占百分比。肿瘤登记资料的准确性不仅受错误资料的影响，而且受遗漏资料的影响。医院总会有一些记录为"不详"的项目。对于必需的/基本的项目，不详的百分比应当尽可能接近"0"。监测遗漏信息常用的两个指标为原发部位不详或未特指的病例占登记病例的百分比，以及年龄不明所占的百分比。

O&U% 又称诊断不明确的病例占报告病例总数的百分比。

$$O\&U\% = \frac{C26 + C39 + C48 + C76\sim C80 + C97}{\text{报告肿瘤病例的总例数}} \times 100\%$$

其中，C26 表示其他和不明确的消化器官恶性肿瘤；C39 表示呼吸和胸腔内器官恶性肿瘤；C48 表示腹膜后和腹膜恶性肿瘤；C76~C80 表示不明确、继发和未特指部位恶性肿瘤；C97 表示独立的多个部位原发恶性肿瘤。

O&U% 指标高，提示登记资料质量差，反映患者可能未得到良好的诊治或填写报告草率等。

3. 再摘录与再编码。再摘录与再编码是评价有效性最客观的方法，一般由另一个观察者对医院记录与相关病例文件间进行仔细比较。再摘录与再编码目的是找出原文件与资料收集中的问题所在，估计原先摘录的资料与再摘录资料间或不同摘录者间的符合率，有关检查资料的精确性，使医疗信息的解释、摘录与编码规则标准化。常规病例的再摘录通常由质控人员进行，再摘录时不应对照原来的摘录。再摘录的资料项目取决于医院的目的，一般与发病率估计有关，如原发部位、组织学、行为、诊断依据等。医院应对收到的报告资料立即进行检查，因为此时医院的原始记录比较容易获得，任何错误和遗漏通常能及时得到纠正。

4. 内部一致性。内部一致性可以使用 IARCcrgTools 软件，对提交的数据集执行一致性检查。

三、资料的及时性

及时性是指患者资料收集是否及时，人群肿瘤登记资料一般滞后 3 年，而医院肿瘤登记应不超过 3 个月，当年的资料应在次年第一季度统计分析，否则将达不到登记的目的。

四、资料的可比性

可比性是指肿瘤患者诊断和治疗的定义及标准是否相同，是否可比和标准化。有关疾病诊断和治疗的定义及标准应根据 ICD-10 或 ICD-O-3 编码标准化，疾病分期应根据美国癌症联合委员会（American Joint Committee on Cancer，AJCC）国际标准或国内标准进行分期。

为保证和不断提高各医疗单位肿瘤病例报告的质量，肿瘤登记处除与报告单位的负责部门和工作人员保持密切联系，随时解决报告中发生的问题外，还必须定期（每半年或每季度一次）对报告单位的工作质量（是否漏报，数据是否完整等）进行全面的检查。每年至少召开一次全市肿瘤登记工作总结会议，交流经验，提出和解决存在的问题，以提高登记的技术和水平。

第三节　肿瘤登记数据库质量控制

基于对储存数据的可利用性、安全性和科研的可及性等方面考虑，肿瘤登记数据库的质量控制是不可缺少的一环。数据库质量控制的对象是存储于数据库中的一系列数据、说明文档、源代码等。

肿瘤登记数据库质量控制主要涉及四个方面的内容，如表 3-1 所示。

一、对数据文件整体的评审

文件必须要被明确地定义，使其能够作为一个长期访问的对象。具体包括分配永久标识符、创建引用格式、构建研究级别的元数据、记录文件格式及大小、建立校验机制以及审核该文件的完整性，并在此基础上，依据差别化的使用目的，形成一整套完整的文件迁移策略和监护流程并长期保存。

二、对数据文档说明的评审

数据的文档说明应尽可能地详细和全面，以便使相关研究人员快速地了解这些数据是如何生成和收集的。一般来说，文档说明包括数据的搜集方法、抽样样本以及与之相关的出版方、注册方甚至是基金信息等。此外，在某些特殊情况下，还应创建符合学术社群标准的 DDI、XML 等格式的文档。

三、对科研数据本身的评审

科研数据本身的质量控制是数据质量控制的核心和关键，应根据实际情况，对科研数据进行审核和补充，提高该数据的可靠性。这方面代表性的例子如英国国家档案馆（United Kingdom Darts Association，UKDA）所规定的：数据提交后，进行数据的完整性核查，审核变量值，验证随机样本、均值方差、值域以及在转录过程中进行群集检测和异常值检测等。此外 UKDA 还规定，如果数据集含有敏感或隐私信息，也要事先进行保密处理。

四、对源代码的检验

通常包括对部分或全部源代码的执行，并根据研究目的做出必要性的评估，增强再利用的效率。

表 3-1　肿瘤登记数据库质量控制内容[1]

质量控制内容	具体内容
文件整体的质量控制	√ 分配唯一标识符 √ 创建研究级别的元数据和引用格式 √ 记录文件大小和格式，进行校验 √ 检查文件的完整性（数据、文档以及源代码等） √ 创建非专有的文件格式并进行长期保存
文档说明的质量控制	√ 检查数据描述信息的完整性（是否包含研究方法和抽样信息等） √ 链接到出版物，基金等信息
科研数据本身的质量控制	√ 检查非法变量、值以及超出范围的代码 √ 规范缺省值，检查数据一致性 √ 在适当情况下，检查并编辑变量和值标签 √ 检查数据敏感性问题，针对敏感值重新编码 √ 生成多种数据格式进行传播
源代码的质量控制	√ 对全部或部分源代码进行检验

---

① 张静蓓, 任树怀. 国外科研数据知识库数据质量控制研究 [J]. 图书馆杂志, 2016,35(11):38-44.

第四章　以医院为基础肿瘤登记随访

随访是肿瘤登记工作中的重要组成部分，随访工作人员可根据实际情况，灵活多样采用不同的随访方式科学地积累随访资料，从而全面系统地掌握疾病发生、发展和消失的规律，达到提高医疗质量和发展医学科学的目的。据有关统计数据显示，一名恶性肿瘤的患者在医院正规门诊、住院治疗等在院时间的总和，平均只占到该名患者从确诊至死亡全部周期的 10%，也可以认为在患者全部的疾病过程中，医院只对于其中 10% 的内容有明确记录及监控，而其他出院后患者的生存死亡、预后及转移情况、远期疗效追踪、家族发病信息等 90% 内容则完全依靠病例随访工作来获取，而这部分临床后续信息又恰恰是医疗、科研最为需要且不可或缺的部分。

同一类肿瘤的不同临床分期、治疗方法，其疗效也不尽相同，有的甚至有很大的差异。对肿瘤患者开展定期随访，了解诊疗后的生存状态，可以更好地为患者提供心理辅导、康复指导、疼痛管理、合理用药，以及为了解人群癌症负担情况，评价医疗效果，提高医院管理水平，提供真实可靠的基础信息。肿瘤随访还有利于开展早期发现、早期诊断、早期治疗工作。例如 2020 年 6 月，欧洲肿瘤内科学会（European Society for Medical Oncology，ESMO）指南委员会正式发布了 2020 版 ESMO 胃肠胰神经内分泌肿瘤的诊治和随访指南，对了解肿瘤患者治疗及预后信息提供重要支撑。

本章中所指的随访，主要涉及肿瘤登记生存随访及临床医学随访。

第一节　随访目的及意义

一、随访的定义

随访（Follow-up）是流行病学队列研究中广泛使用的术语，主要用于观察从"暴露"（因素）到研究结局（症状出现、疾病发生、死亡等）的一个过程。随访工作是医院对患者在医院内的诊治工作结束之后，继续对患者的疾病发展情况所进行的追踪查访的活动。

广义的随访指医疗卫生机构为了某种需要，通过各种途径或方法来获取诊疗活动结束之后的有关资料（疾病治愈、复发、转移、康复以及死亡结局）的一种方法。

狭义的随访指根据医疗、教学和科研的需要，采取某种方式，与离开本医疗（登记）机构的肿瘤患者保持联系，对患者的病情演变过程进行追踪查访的活动或过程。

二、随访目的

对恶性肿瘤患者的随访主要有以下四种目的。

1. 康复随访。因恶性肿瘤具有易复发和转移性的生物学特点，需要长期实施康复治疗性随访，随访在于确定是否已经康复，是否有复发、转移或出现新的癌种，并给予心理辅导、生活方式指导以及用药提醒等。

2. 疗效随访。通过随访与患者保持长期联系，有目的、有针对性地观察患者健康状况及近期、远期治疗效果，研究疾病发生发展规律，不断提高医疗质量。

3. 研究随访。在明确不同的疗法、疾病分期、药物使用剂量，以及人口学特征的基础上开展随访，通过确定患者的生存状态、生存质量及生存期的长短来研究不同因素的影响。

4. 生存随访。生存随访是肿瘤登记常用的方法，通过随访，了解癌症患者的生存状况，主要在于评价肿瘤防治的总体水平、医疗资源配置、医疗服务水平、癌症治疗效果，以及比较不同治疗方法对生存的影响，并开展各时期与各医院间的比较，可为肿瘤的预后评价及防治提供依据。

第二节 肿瘤随访的内容

通用的基线随访信息，主要包括以下两个方面。

一、基本信息核对随访

核对患者姓名、性别、年龄、民族、出生年月日等基本信息，收集生活行为方式信息，包括身高、体重、吸烟（方式、数量及年限）、饮酒（种类、饮酒量及年限）、相关疾病史、恶性肿瘤家族史、职业接触史（环境暴露）等信息。

二、患者最终结局

肿瘤登记需要报告患者接触状态包括存活、死亡和失访（连续3次未联系上的患者）。失访患者，需报告失访原因，包括拒访、搬迁、失联、查无此人和其他；死亡患者，则应报告死亡日期，包括年、月、日信息，如患者无明确死亡时间，则将最后随访时间定义为死亡日期；死亡原因包括死于肿瘤、死于其他疾病（原因）等。

第三节　肿瘤随访方式

以医院为基础肿瘤登记随访周期定义为自发病（确诊）之日起 5 年之内，每半年随访一次；自发病（确诊）之日起超过 5 年，每年随访一次。按照数据收集方式可分为被动随访和主动随访。

一、被动随访

肿瘤登记系统与全市病案首页、电子病历、死因监测、医保信息以及家庭健康档案等资料进行比对确认，自动获取患者的生存、死亡等随访信息，实现高效随访。对无法通过被动随访的患者，需要项目医院主动随访补充完善。

二、主动随访

包括信函随访、电话随访、家访随访、门诊复查随访、委托当地社区（机构）代随访和网络随访以及院内病房随访等方式。各项目医院可根据实际情况采用不同的随访方式，其中电话随访最为简便易行。

电话随访注意事项：

1. 运用患者本人或其亲友的联系电话进行主动随访。

2. 随访结果的记录：日期按某年、某月、某日纪录。如果在电话随访时患者仍存活，那么随访日期就记录为当时电话联系的日期；如果电话随访时得知患者已死亡，则要询问患者死亡时间和死亡原因，并记录患者的死亡日期（年、月、日）。

3. 通话时要有礼貌、友善，首先要向对方介绍自己（如：我是某某肿瘤医院的工作人员），告知对方本次打电话的目的 [如：想了解一下某人（患者）目前的健康状况]及他（她）所提供的信息对我们提高医疗水平、更好地服务患者有很大的帮助。

4. 如患者或其亲友对在治疗时某些方面表示不满，或讲一些难听的话时，随访人员不能与对方争吵，尽量安抚患者或其亲友，在得到所需的随访信息的前提下，最大限度地减少通话时间。

5. 本次随访通话结束时要对接话人的合作表示感谢，同时对以后仍需随访的患者要确认下次电话随访的电话号码，并记录新的号码。

6. 每次电话随访完成后要及时将所获取的信息补充到患者的随访信息表中，并对数据库中相应的个案记录进行更新。

第四节 影响随访的因素

一、随访人员因素

随访可以由公卫人员、诊疗人员、护理人员和病案人员等来实施。作为随访主体，随访人员的资历不同、采取方式不同，效果也因人而异。初次接触随访的人员，缺乏基础临床知识和经验，流水式的提问容易引起患者的反感；年资较高的随访人员，由于临床知识更新速度较慢，而医学新技术、新药层出不穷，这种相对滞后的知识面不能满足患者需求，也可能导致患者满意度下降。

二、患者因素

文化程度高、性格随和、年轻人较易沟通；文化程度低、性格粗暴、老年人沟通起来较为困难，甚至有时候会引起医患纠纷。调查显示，在婚、出院后一年内随访、居住地为城市的患者随访依从性较好，所以随访越早，联系越紧密，患者意愿越强，随访率越高。另外有些患者认为治疗效果不理想，没有达到预期效果，或者在住院期间没有享受到应有的服务，而造成患者的治疗质量受到影响，这部分患者一般不愿意配合随访工作。

三、管理层因素

由于某些客观条件的影响以及领导的不重视，管理层往往在随访软件开发以及人员管理方面的投入不足，从而无法满足现代化的随访需求。首先，某些管理层不愿投入大量资金来开发随访软件系统，仅通过电子病历系统对患者进行随访跟踪管理，缺少专门的随访信息系统，就不能有效地进行随访数据的统一整理、归档保存和统计分析，导致随访工作效率低。其次，随访人员的配备越来越无法满足日益增长的随访工作需要。

四、其他因素

造成随访率低的原因还与基本信息的不完整有关，如人口流动、人事变迁、住址变更、电话号码缺失而失去联系等，因此确保基本信息的完整性，提高随访效率。

第五节 随访处理及策略

宣传教育是随访工作的一个薄弱环节。宣传不到位会出现以下两种不利局面：一是患者不了解随访工作，认为随访与康复没有关系，于是配合的积极性就低；二是主动随访中患者不能确定随访者身份，会有抵触、不信任情绪，在这种情况下随访工作就会很难开展。因此，在患者住院期间，医院规范合理地进行随访工作宣传，公布随访电话和方式，让每一位患者、家属了解随访工作的性质，随访与患者的关系，认识到随访工作是住院治疗后医疗服务的延伸，在患者康复的过程中有非常积极的作用，这样在医患之间建立良好的沟通渠道。为了保证随访工作的顺利开展，有以下相应的对策措施。

一、制定随访管理制度

随访工作需要制度的保障，才能保证工作的顺利开展。一是明确各级机构的职责和任务，市项目办负责组织实施全市的肿瘤随访工作，制定实施细则，负责全市随访工作的技术指导、人员培训、督导检查、质量控制和考核评价等；各项目单位负责随访工作的具体实施，开展病例核实、反馈、随访和上报工作。二是落实随访工作流程，市项目办制定周密的随访计划，明确随访人员名单、随访周期、随访内容等，各项目单位严格按照流程开展，形成一个有机体，保证随访工作有条不紊运行，每次随访完成以后要及时更新数据库，做到有的放矢，不遗漏、不耽误。

二、建立高素质随访队伍

随访工作的专业化需要一支高素质随访队伍。一是要拓宽随访人员的专业知识面，不仅要掌握随访知识，同时也应了解医疗知识、康复知识等，保证随访的有效开展；二是具有团队协作意识，既分工明确、又紧密配合，体现工作流程的精细化；三是具有责任感，保证随访数据的真实性和准确性，不能为了完成数量而忽略质量。定期加强随访人员培训，不断提高随访人员的综合素质。

三、针对性开展随访

患者出院时，应告知患者随访电话及常规随访时间，希望得到患者的配合。对于特殊患者，需根据不同的作息时间、病情、预后及康复等情况，确定特殊随访时间；对于病情较重的患者，应尽早随访，及时了解病情变化，并给予康复指导；对于有工作的患者，应尽量避免工作时间随访；对于农民患者，应尽量避免农田劳作时随访。随访人员在每次随访前，通过查阅患者相关资料，认真熟悉患者住院治疗及出院后续治疗情况，以便随访时有针对性回答患者提出的问题和要求，同时要不断改善随访的态度、语言、语气，改进随访的技巧，根据被随访者的健康状况、心理状态，不断调整自己的随访方式，做到态度和蔼、语言清晰、解释清楚、指导正确，使随访时患者愿意与自己交流，保证后续随访的延续性。

第五章　肿瘤登记信息的分类和编码

为了建立肿瘤登记的电子数据库，必须对肿瘤登记信息进行分类和编码转换，通过编码转换既符合计算机数据库存储管理的要求，也使得数据的整理、查询和统计分析更加方便快捷，提高工作效率。为使不同医院的资料具有可比性，必须统一标准数据的分类与编码系统，对主要人口学项目和肿瘤分类项目进行编码，本章主要基于《中国肿瘤登记数据集标准》、ICD-O-3、ICD-10 和 UICC 的 TNM 分期等数据标准进行肿瘤登记编码的阐述。

第一节　分类和编码的基本原则

在肿瘤登记资料信息化之前，需要对计算机数据库的构建做充分的考虑和精心的设计，确定入库信息，明确分类定义和编码转换，选择分类和编码标准等。其基本原则如下。

一、不需要分类和编码的资料类型

不需要分类和编码的资料包括姓名、单位名称、具体地址等重复率低，统计分析利用价值不高的数据；另外，还包括身份证号、邮政编码，以及各类日期/时间型和数值型变量，本身具备规则编码特征的数据。

二、可以自定义分类和编码标准的资料类型

此类型资料包括性别、死亡状态等二分类变量，或者诊断依据等；选项较少的多分类变量；以及没有通用分类和编码标准参考的多分类变量。

三、推荐使用通用分类和编码标准的资料类型

此类型资料包括民族、职业、省市区县等有国家标准或行业标准的字段，以及疾病名称、病理类型和诊断时分期等有国际通用分类和编码标准的字段。

2021 年国家癌症中心发布了涉及肿瘤登记的《中国肿瘤登记数据集标准》，对常用肿瘤登记信息可采用的分类和编码标准进行了细致的规定，在参考国际标准的基础上，还新增加如肿瘤侧位的特殊编码等变量定义，值得参考。

第二节　ICD-10 编码

目前国内外肿瘤登记处一般采用世界卫生组织编制的《国际肿瘤分类肿瘤学分册》（第 3 版）（ICD-O-3）和《国际疾病分类》（第 10 版）（ICD-10）进行编码。其中《疾病和有关健康问题的国际统计分类》第 10 次修订本将恶性肿瘤分类为 C00~C97，原位癌为 D00~D09，良性肿瘤为 D10~D36，行为不明和性质未指明的肿瘤为 D37~D48。大多数的部位后设 1 位亚部位编码，以小数点相隔。

以医院为基础肿瘤登记经常采用的分类编码是 C00~C97 和 D00~D09。但值得注意的是以下几种特殊情况。

一、特殊编码

ICD-10 中还为人类免疫缺陷病毒（Human Immunedeficiency Virus，HIV）疾病设立了一系列分类，其中 B21 "人类免疫缺陷病毒（HIV）疾病导致的恶性肿瘤" 这一分类与肿瘤登记有关。B21 包括人类免疫缺陷病毒疾病导致的 Kaposi 肉瘤、Burkitt 淋巴瘤、其他类型的非霍奇金淋巴瘤、淋巴组织和造血组织，以及有关组织的其他恶性肿瘤等。根据确定死因的规则，在死亡统计或诊断医院病史中，这些恶性肿瘤将会归入 ICD-10 的 B21 分类中，而不归入恶性肿瘤（C00~C97）一类中。因此，肿瘤登记机构必须取得这些死亡证明或病例记录，否则归入 B21 类的恶性肿瘤病例将被遗漏。

二、过去被认为是非恶性的肿瘤分类和编码

由于 ICD 版本的更新，部分肿瘤分类和编码有所改动，过去不认为是恶性肿瘤的 D45 真性红细胞增多症、D46 骨髓增生异常综合征（MDS）/顽固性贫血、D47.1 慢性骨髓增生性疾病和 D47.3 特发性（出血性）血小板增多症这四种肿瘤也被划分为恶性肿瘤。

三、其他肿瘤相关分类和编码

在 ICD-10 中还有专门一大分类，是 Z 字开头的其他肿瘤相关分类和编码，在医院病史的编码实践中，对于以复诊为目的的恶性肿瘤患者，特别重视 Z 码的编制，而疏忽甚至遗忘了同时编制 C 码。在开展医院诊断病例漏报调查等质量控制过程中应该引起注意。

■ Z## 其他肿瘤相关

　□ Z08 恶性肿瘤治疗后的随诊检查

　□ Z12 肿瘤的特殊筛查

　□ Z40.0 与恶性肿瘤有关的危险因素的预防性手术

　□ Z51.0 放疗疗程

☐ Z51.1 肿瘤化疗疗程

☐ Z51.8 肿瘤特殊治疗

☐ Z80 恶性肿瘤的家族史

☐ Z85 恶性肿瘤的个人史

☐ Z86.0 其他肿瘤的个人史

☐ Z92.6 肿瘤化疗个人史

ICD-10 的详细内容（编码表）见附录 3。

第三节　ICD-O-3 编码

ICD-O-3 的基本结构由英文和数字组成的 10 个字符，前面 4 位为解剖学编码（与 ICD-10 不完全一致），中间 4 位为形态学编码，最后 2 位分别为行为学编码和组织学 / 分化程度编码。

一、解剖部位分类部分

采用 ICD-10 肿瘤部分的编码方式，对应于 ICD-10 中的编码 C00~C80，但两者并不完全一样。首先它没有全部采用 ICD-10 中 C00~C80 的所有分类，比如皮肤黑色素瘤 C43、间皮瘤 C45、Kaposi 肉瘤 C46、呼吸系统和消化系统继发性恶性肿瘤 C78、其他部位的继发性恶性肿瘤 C79 等。还为血液、单核 – 吞噬细胞系统设了专门的部位编码 C42。

二、形态学分类部分

紧跟着解剖学分类编码之后，用 4 位数字（8000~9990）作为形态学分类，并用一个 "M–" 将前面 4 位数字分开。其中前面 3 位数字表示某一通用细胞型，后面一位数字表示某一特殊型。例如 M-807 为鳞状细胞，加第 4 位数字，M-8070 为鳞癌（无其他说明），M-8071 为鳞癌角质化型，M-8072 为鳞癌巨细胞非角质化型，M-8073 为鳞癌小细胞非角质化型，M-8074 为鳞癌梭状型等。

三、生物学性质分类部分

用 2 位数字编码，用一根斜线（/）与形态学编码分开。前面一位表示良性或是恶性的行为学，后面一位数字表示组织学等级或分化程度。

ICD-O-3 的详细内容（编码表）见附录 4。

第四节　ICD 与 ICD-O 各版本的应用和转换

因为在世界上得到广泛应用的恶性肿瘤编码有 ICD-9 和 ICD-10，而且 ICD-O 也有 3 个版本，所以国际癌症研究机构开发了一个计算机程序 CONVERT，已包含于 IARCcrgTools 软件包内，可用于不同版本 ICD-O，以及 ICD-O 与 ICD-9 或 ICD-10 之间的相互转换，对肿瘤登记机构非常实用。可在国际肿瘤登记协会（IACR）的官方网站中下载（http：//www.iacr.com.fr）。

第五节　肿瘤分期基本原则

在临床实践中存在多种癌症分期系统，有些是通用的，适用于多种类型肿瘤，如国际抗癌联盟（Union for International Cancer Control，UICC）及美国癌症联合委员会（American Joint Committee on Cancer，AJCC）推荐的 TNM 分期系统和美国国立癌症研究所（National Cancer Institute，NCI）癌症监测、流行病学和结局（Surveillance，Epidemiology，and End Results，SEER）项目制订的综合分期系统等。此外，还有一些分期系统是针对某些特定部位的肿瘤而制定，如国际妇产科联盟（International Federation of Gynecology and Obstetrics，FIGO）制订的用于女性生殖部位恶性肿瘤分期的 FIGO 分期系统，用于结、直肠癌分期的 Duke 分期系统以及基于淋巴结和内脏累及程度的用于淋巴瘤分期的 Ann Arbor 分期系统等。

无论采用哪一种分期方法，癌症分期系统均描述一种特定肿瘤对机体的侵袭程度，通常包括癌症生长过程中三个重要事件：肿瘤局部生长（T）、淋巴结转移（N）以及远处转移（M）的情况。用上述三种事件的发生情况明确癌症的解剖学侵袭程度。

在诸多分期系统中，TNM 分期系统因其在通用性和科学性上的优势，得到了最广泛的应用，本节主要介绍肿瘤 TNM 分期系统。

一、TNM 分期系统

最早由法国学者 Pierre Denoix 于 1943—1952 年提出并倡导。1968 年，UICC 临床分类与应用统计专业协会出版 TNM 分期第 1 版。本节主要讲解国际上目前统一使用第 8 版 UICC/AJCC 分期系统。

二、TNM 分期系统的分类原则

TNM 分期系统通过病灶对机体侵袭程度、淋巴结累及状况及有无远处转移来全面评估恶性肿瘤状况，用于指导患者治疗和评估预后。

TNM 分期系统是建立在"T""N""M"3 个要素基础之上的描述肿瘤解剖学侵犯范围的方法。

T：Tumor，代表原发肿瘤的侵及范围（局部生长情况）；

N：Lymph Node，描述区域淋巴结转移和转移程度；

M：Metastasis，是否存在远处转移。

3 个大写字母后可分别通过数字或小写字母来对原发部位、淋巴结转移及远处转移情况做更为具体的表述，如肺癌，T1N2M0，其中 T1 的具体含义为肿瘤最大径 ≤ 3cm，被肺或脏层胸膜包绕，支气管镜检未见肿瘤侵犯叶支气管以上；N2 的含义为同侧纵隔和（或）隆突下淋巴结转移；M0 的含义为未见远处转移。

TNM 分期的详细内容（编码表）见附录 2。

第六章 统计分析

统计学是用以搜集数据、分析数据和由数据得出结论的一组概念、原则与方法，它是基于概率的大小来对大量不确定性（随机性）事件推断其规律性。在医学领域里，对于人群生命与健康事件，用以描述现况，探讨相关影响因素与变化规律，进行预测与决策。面对以医院为基础肿瘤登记获得的数据，通过统计分析，了解肿瘤患病、生存与死亡水平，评价医院诊疗质量与效果，探求病因与变化趋势，为卫生决策提供科学依据。可见它是肿瘤防控研究工作中不可缺少的工具。

本章首先介绍一些统计学常用的基本概念，比如变量和数据、总体、个体和样本，然后介绍统计描述的相关内容，最后再简要介绍肿瘤登记机构编写的分析报告覆盖的基本内容及常用指标。本章重点围绕肿瘤登记工作中可能涉及统计的相关知识阐述，如肿瘤登记工作者需要学习其他具体的统计学方法或具体的软件操作，可参考相关的统计学教材。

第一节 统计数据的类型及其特征

一、统计数据类型

统计分析一般需要先将数据整理形成便于分析的数据形式，本节以一个调查结果的数据为例，其整理好的数据形式如表6-1所示。

表6-1 重庆市某年度居民癌症筛查评估的数据样表

编号	年龄	性别	学历	婚姻状况	筛查次数	血型	乳腺癌高风险	…
1	60	1	0	0	1	1	1	…
2	65	0	2	1	2	2	0	…
3	53	0	3	2	3	3	1	…
4	40	1	1	2	4	4	0	…

续表

编号	年龄	性别	学历	婚姻状况	筛查次数	血型	乳腺癌高风险	…
5	38	0	4	1	1	1	1	…
6	…	…	…	…	…	…	…	…

注：性别编码：女性=0，男性=1；学历编码：文盲=0，小学=1，初中=2，高中=3，大专及以上=4；婚姻编码：未婚=0，在婚=1，离异=2，丧偶=3；血型编码：A型=1，B型=2，O型=3，AB型=4；乳腺癌高风险编码：低风险=0，高风险=1。

表6-1中的数据可以回答如下问题：每个人的年龄多大？是什么学历？婚姻状况如何？筛查次数？是否为乳腺癌高风险？收集的数据都是被调查对象的一系列特征，我们将之称为变量（Variable）。每个被调查对象被称为观测单位（Observation），变量就是观测单位的某种特征或属性，变量的具体取值就是变量值。表6-1中年龄、学历、婚姻状况、筛查次数、乳腺癌高风险等就是变量，具体的年龄大小（60岁）和学历情况（文盲）就是变量值。

这些变量中，有的取值如年龄是具体的数值，而有些变量的原始取值如学历、婚姻状况和血型是用文字来描述的。像年龄这类变量的取值是定值的，我们称之为定量变量（Quantitative variable）；学历、婚姻状况这类变量的取值是定性的，称之为定性变量（Qualitative variable）。

定量变量有连续变量（Continuous variable）和离散变量（Discrete variable）之分，诸如年龄变量一般具有度量衡单位，不同人的年龄差异在理论上可以任意小，如1年、1个月、1天、1小时等，所以年龄变量的取值范围在理论上可以取到任意区间内的正实数，比如一个人的年龄可以记为12.55岁，表示年龄约为12岁6个月18天，甚至还可以利用出生时刻信息精确到更小的时间单位，这类变量即称为连续变量，因为它的取值范围在理论上是连续不间断的。而筛查次数这一变量就是相对于连续变量的另一类变量，即离散变量，因为不同筛查次数只可相差0、1、2等，而不能相差1.1、1.2等，即取值范围是间断而不连续的。

定性变量包括有序分类变量（Ordinal variable）、无序分类变量（Categorical variable），对于定性变量的取值，则往往表现为互不相容的类别或属性，从表6-1中可看出定性变量之间也有细微的差别。如学历这类定性变量的取值为文盲、小学、初中、高中、大专及以上，其取值的各类别之间存在着程度上的差别，给人一种等级或顺序的感觉，称之为有序多分类变量，又被称为等级变量；而无序分类变量的各个取值间则没有程度的差异，比如性别和血型。对于无序分类变量，根据取值的不同又可进一步分为二分类变量（Binary variable）（如性别取值为相互对立的两类），和无序分类变量

（Nominal variable）（如血型取值为无等级差异的多个类别）。

上述对变量类型的区分在实际应用的分析中至关重要，因为它在很大程度上决定了统计分析方法的选择。当然，出于某些研究目的，各种类型变量间可以进行转换，如血压值为定量变量，可按照一定临床标准，将其转换为定性定量。这种定量的转换通常具有方向性，只能由"细"向"粗"转化，即定量变量—有序分类变量—二分类变量，这种转换将损失部分信息，显然不能作相反方向的转化。另一方面，为了对定性变量进行统计学处理，往往需要对其进行编码，例如性别的编码：男为 1、女为 0。这里值得指出的是，变量类型的区分还与分析的基本单位有关。例如，就癌症发病与否的问题，若以个体（人）为基本变量和分析单位，它是二项分类变量，但若以地区为基本测量和分析单位，患病率则为定量变量。

二、总体、样本和个体

经验学习的过程属于归纳法，即由个别到整体、从特殊到普遍、从经验事实到事物内在规律的认识手段和模式。统计中具有专门术语对应归纳法的两个对象，即样本与总体。

总体（Population）是根据研究目的确定的所有同质元素的全体，如某地区全部恶性肿瘤患者。

总体中每一个元素就称为个体，如每一个患者就是一个个体，每个元素之间又或多或少存在某种差异性。

样本（Sample）是为了解总体而观测总体的一部分。

实际调查研究中，调查全部研究的总体是不现实的，通常的做法是从一个总体中抽取具有代表性的个体，对抽样所得个体组成的样本进行深入调查，获取相应数据。抽样调查的基本思想就是对总体的一部分样本进行测量进而推断出总体的信息。比如对全国癌症的发病情况进行监测，通常是在全国各省份具有代表性的地区设置监测点，收集当地癌症发病特征，进而对总体（全国发病水平）进行统计推断。注意总体是我们想要了解或研究的整个群体，是由研究者根据研究目的确定的。如果我们想要了解接受某种疗法的我国恶性肿瘤患者生存比例，那么我们要确定研究的总体就是所有接受过该疗法的恶性肿瘤患者而不是仅调查的本院或者本市患者。

第二节　描述性统计分析

肿瘤登记的描述统计分析即对调查总体所有变量的有关数据进行统计性描述，简单来说就是将一系列复杂的数据集用几个有代表性的数据进行描述，进而能够直观地解释数据的特征与规律，主要包括数据的离散程度分析、集中趋势分析、频数分析、分布以及一些基本的统计图形。

一、生存率的基本概念及计算公式

恶性肿瘤的特点之一是病死率高，且预后不是在短期内就能决定的，对恶性肿瘤治疗效果的最终评价要看能否降低死亡率，延长生存期。因此，生存率和死亡率是肿瘤登记报告中重要的衡量指标，通常需要运用统计学方法计算其在一定年限以后的生存或死亡，以判断预后的情况。

1. 观察生存率。

观察生存率（Observed survival/crude survival）分析中，以患者死亡为观察终点，包括死于肿瘤和其他原因。肿瘤登记资料常用寿命表法估计观察生存率。寿命表法应用定群寿命表的基本原理计算生存率，并可利用截尾数据的不完全信息。

（1）生存率 $S(t)$（Survival rate）：记为 $\hat{S}(t_k)$。指观察对象经历 t 个时段后仍存活的概率，取值范围在 0~1 之间。如 $\hat{S}(13)$ 表示观察对象活过 13 天（或月、年）的概率。如资料中无截尾数据，直接法计算生存率的公式为：

$$\hat{S}(t_k) = P(T \geq t_k) = \frac{t_k \text{时刻仍存活的例数}}{\text{观察总例数}}$$

若含有截尾数据，先分时段计算生存概率。生存概率与生存率只有一字之差，但在意义上差别较大，生存概率是单时段的概率，生存率是从观察起点至某时刻多个时段生存概率的累计结果，称累计生存概率，两者的关系即为生存率的计算式：

$$\hat{S}(t_k) = P(T \geq t_k) = p_1 p_2 \cdots p_k$$

根据不同随访资料的终点事件，生存率的含义亦不同。如术后疼痛为终点事件，生存率即为缓解率；药物治疗无效为终点事件，生存率即为有效率。

（2）生存率的标准误：记为 $SE[\hat{S}(t_k)]$，表示生存率的抽样误差。计算式为：

$$SE[\hat{S}(t_k)] = \hat{S}(t_k)\sqrt{\frac{q_1}{p_1 \cdot n_1} + \frac{q_2}{p_2 \cdot n_2} + \frac{q_3}{p_3 \cdot n_3} + \cdots + \frac{q_k}{p_k \cdot n_k}}$$

2. 生存概率。

生存概率（Survival probability）指某单位时段开始时存活的个体在该时段结束时仍存活的可能性大小，记为 p。年生存概率为：

$$p = 1 - q = \frac{\text{某年活满一年人数}}{\text{某年年初观察例数}}$$

分子部分为年底尚存人数，若年内有截尾，则分母用校正人口数。

3. 死亡率。

死亡率（Mortality rate，death rate）记为 m，某单位时间里的平均死亡强度。计算公式为：

$$年内死亡率 m= 年平均死亡人数 / 年平均人口数 \times 100\%$$

4. 死亡概率。

死亡概率（Mortality probability）指在某单位时段开始时存活的个体在该时段内死亡的可能性大小，记为 q。年死亡概率的计算公式为：

$$q= \frac{某年内死亡数}{某年年初观察例数}$$

若年内有截尾，则分母用校正人口数，计算公式为：

$$校正人口数 = 年初观察例数 - \frac{1}{2} 截尾例数$$

5. 病死率。

病死率（Case fatality rate）指某单位时段内某种疾病确诊病例中死亡者所占的比例，计算公式为：

$$年内病死率 = 年内因某病死亡人数 / 年内患某病的病人数 \times 100\%$$

二、绘制描述性统计表格

统计该院某一时间段内恶性肿瘤的患病数量及其分布情况，先统计各癌种的患病数量，随后在相同癌种内再按年龄段（通常 5 岁为一组，即 0，5……85 岁及以上）排列。通常男、女性的情况分开统计作表。此外也可编制不同诊断标准，组织学类型和统计生存率等整理表。肿瘤登记数据常用的描述性整理表格如表 6-2 所示。

表 6-2 某某医院某某年男 / 女性年龄别病例数整理表

部位	ICD	病例数	年龄组								
			年龄不明	0~	1~	5~	10~	15~	20~	…	80~	85+
唇	C00										
舌	C01~C02										
口	C03~C06										
唾液腺	C07~C08										
扁桃体	C09										
其他的口咽	C10										
鼻咽	C11										
喉咽	C12~C13										
咽，部位不明	C14										

续表

部位	ICD	病例数	年龄组									
			年龄不明	0~	1~	5~	10~	15~	20~	…	80~	85+
食管	C15											
胃	C16											
小肠	C17											
大肠	C18											
直肠	C19~C20											
肛门	C21											
肝脏	C22											
胆囊及其他	C23~C24											
胰腺	C25											
鼻，鼻窦及其他	C30~C31											
喉	C32											
气管，支气管，肺	C33~C34											
其他的胸腔器官	C37~C38											
骨	C40~C41											
皮肤的黑色素瘤	C43											
其他的皮肤	C44											
间皮瘤	C45											
卡波西肉瘤	C46											
周围神经，其他结缔组织、软组织	C47；C49											
乳房	C50											
外阴	C51											
阴道	C52											
子宫颈	C53											
子宫体	C54											
子宫，部位不明	C55											
卵巢	C56											
其他的女性生殖器	C57											
胎盘	C58											

续表

部位	ICD	病例数	年龄组									
			年龄不明	0~	1~	5~	10~	15~	20~	…	80~	85+
阴茎	C60											
前列腺	C61											
睾丸	C62											
其他的男性生殖器	C63											
肾	C64											
肾盂	C65											
输尿管	C66											
膀胱	C67											
其他的泌尿器官	C68											
眼	C69											
脑，神经系统	C70~C72											
甲状腺	C73											
肾上腺	C74											
其他的内分泌腺	C75											
霍奇金（何杰金）病	C81											
非霍奇金(何杰金)淋巴瘤	C82~C85；C96											
免疫增生性疾病	C88											
多发性骨髓瘤	C90											
淋巴样白血病	C91											
髓样白血病	C92~C94											
白血病，未特指	C95											
其他的或未特指部位的	O&U											
所有部位合计	ALL											
所有部位除外 C44	ALLBC44											

三、绘制可视化统计图

肿瘤登记数据常用的描述性统计图如图 6-1 至图 6-4 所示，图 6-1 利用饼图可视化统计不同地区（城市、农村）恶性肿瘤的发病数量及其分布特征，可以直观发现不同癌种的分布情况。图6-2、图6-3利用直方图，直观发现不同组别之间的数据比例分布情况。图6-4利用折线图，可以直观地发现不同年龄组人群之间癌症患病率的变化趋势。

1. 饼图。城市、农村区域各种癌症发病情况比例如图6-1所示。

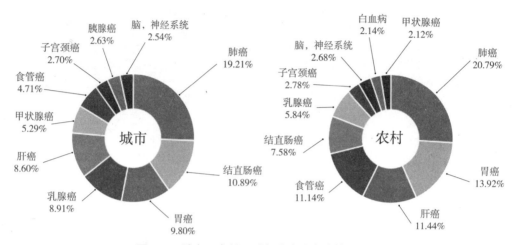

图6-1　城市、农村区域各种癌症发病情况比例

2. 直方图。我国2012—2020年结直肠癌发病和死亡人数如图6-2所示。不同性别各癌种High/Very high HDI和Low/Medium HDI分布情况如图6-3所示。

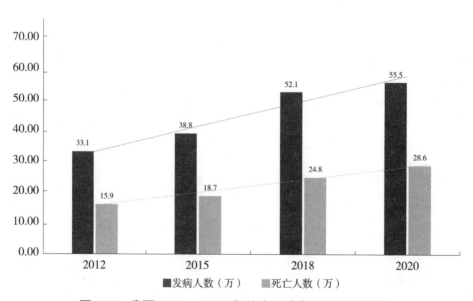

图6-2　我国2012—2020年结直肠癌发病和死亡人数

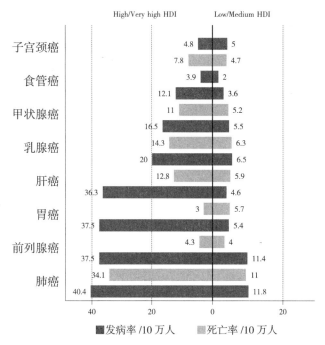

图 6-3 不同性别各癌种 High/Very high HDI 和 Low/Medium HDI 分布情况

3. 折线图。2006—2020 年重庆市肝癌患者不同年龄别发病情况如图 6-4 所示。

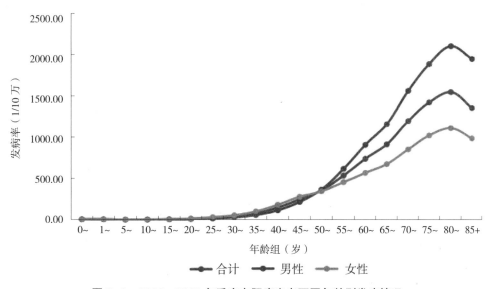

图 6-4 2006—2020 年重庆市肝癌患者不同年龄别发病情况

第三节　回归分析

在临床医学研究中，经常要总结分析历史资料，寻找规律性东西。肿瘤登记收集了肿瘤患者全周期的数据，治疗因素和其他因素共同影响生存结局。一些收集到的数据，直观提示两个条件之间存在正相关，如：吸烟者的肝癌发病率往往高于非吸烟者。然而，这两者间的关联可能来源于其他的混杂因素，吸烟者可能更易有过度饮酒行为，而过度饮酒可能与肝癌有关。因此，在常规肿瘤登记的研究设计中（观察性研究），简单地利用组间差异无法得到真实的相关性，需要利用回归分析，控制协变量进而得到两者之间的真实关联。

一、回归分析的基本概念

回归分析（Regression Analysis）是一种统计学上分析数据的方法，目的在于了解两个或多个变量间是否相关、相关方向与强度，并建立数学模型以便观察特定变量来预测研究者感兴趣的变量。更具体地来说，回归分析可以帮助人们了解在只有一个自变量变化时因变量的变化情况（即其他变量不变时，自变量 X 对因变量 Y 的影响大小和方向）。

回归分析是建立因变量 Y（结局变量）与自变量 X（解释变量）之间关系的模型。医学研究中常用的回归分析包括线性回归、Logistic 回归和 Cox 回归，简单的回归模型只有一个自变量 X，多元回归模型有多个自变量（X_1，X_2，X_3……X_i）。本节主要介绍肿瘤分析中最常用的 Cox 回归分析。

二、Cox 回归分析的基本概念及应用

比例风险（Cox）回归模型（Proportional hazards Model）也称 Cox 回归模型，由英国统计学家 David Cox 于 1972 年首先提出，并广泛应用于临床医学研究。Cox 回归可以很好地了解一个或多个变量与结局（事件及事件发生时间）的关系。可以用来描述不随时间变化的多个特征对于在某一时刻死亡率的影响。它属于半参数模型，是目前进行肿瘤研究中常用的多因素生存分析方法。该模型具有较直观的意义，而且在使用时有很大的灵活性，能有效地处理随访早晚不一、随访时间长短不一、资料失访等临床预后研究中经常遇到的问题。因此，目前已成为生存分析应用最普遍的方法之一。近年来，由于电子计算机的迅速普及，回归分析在医学领域中得到了日益广泛的应用。由于回归分析由计算机进行，分析者不一定需要完全掌握计算过程，但应处理好对分析结果有重要影响的一系列环节。

1. Cox 回归的特殊数据类型。

在做 Cox 回归之前，需要掌握的概念是，临床研究的调查时间内，癌症患者结局

通常需要随访得到，随访会面临失访等问题导致研究结局的缺失，这类情况称为删失，数据称为截尾数据（censored data），可能原因包括：患者死于其他疾病、患者失访、患者到截止时间仍然存活。

Cox 回归中另外一个重要的概念是生存时间（survival time），为研究的终点事件与起始事件之间的时间间隔，常用符号 T 表示。终点事件是指研究者所关心的特定结局，而起始事件是反映研究对象生存过程的起始特征的事件。根据研究目的不同，生存时间可以是肿瘤患者从治疗开始到死于本病的时间，也可以是肿瘤患者化、放疗后的缓解时间等等。应注意的是，准确的生存时间，应明确规定起始事件与终点事件；生存时间的单位可以以年、月、日为周期来计算；如果患者失访，其生存时间算一半。若患者死于随访截止日期之后，在以随访截止日期计算生存率时，需要把患者生存状态改为存活。

如表6-3中6例乳腺癌患者接受手术后的生存时间分别为117，89，108，96，58，85天。表6-3的生存时间可分为以下两种类型：

（1）完全数据：是指从观察起点到发生终点事件所经历的时间，如表6-3中2号和6号患者对应的生存天数为89天和85天。

（2）截尾数据：由于某种原因未能观察到终点事件的发生，无法得知研究对象的确切生存时间，这种现象称为截尾。截尾的主要原因有以下三种：①失访：指与研究对象失去联系，如表6-3中的4号患者，常见于信访无回音、电话采访不应答、搬迁没留地址等；②退出：由于非研究因素而退出研究，如表6-3中的1号患者和5号患者，常见于死于车祸等意外、死于其他疾病等；③终止：由于研究时限已到而终止观察，但研究对象仍然存活，如表6-3中的3号患者。从观察起点到截尾时点所经历的生存时间称为截尾数据，又称截尾值。习惯上在截尾数据右上角标注"+"，如表6-3中1，3，4，5号患者的生存天数分别记录为117+，108+，96+，58+。

表6-3 6例乳腺癌患者手术后的随访记录

患者编号	观察记录				生存天数 T
	开始日期	终止日期	结局（"死"=1，"生"=0）	原因	
1	2002-09-03	2002-12-29	0	死于肺癌	117+
2	2002-09-10	2002-12-08	1	转移死亡	89
3	2002-09-14	2002-12-31	0	研究终止	108+
4	2002-08-25	2002-11-29	0	失 访	96+
5	2002-10-01	2002-11-28	0	死于车祸	58+
6	2002-10-04	2002-12-28	1	复发死亡	85

预后因素分析结果可用于预测患者的疾病进程及生存率，是回归分析的一个重要应用。而回归分析技术为有效地解决多因素问题和其他方法难以处理的一系列问题提供了强有力的工具。

2. Cox 回归的应用条件。

Cox 回归应用前应该满足等比例风险（Porportional hazards），所谓等比例风险，是指在研究期间内，某因素对生存的影响在任何时间都是相同的，不随时间的变化而变化。如吸烟对肿瘤的影响，不管是第一年、第二年……，对肿瘤的危险都是相同的。验证方法包括：图示法、交互作用判断法和残差法。

（1）图示法检验等比例风险假设。绘制某因素在不同状态下的二次对数生存曲线图（即横坐标是时间的对数，纵坐标是生存函数对数的对数，如图 6-5 所示），如果生存曲线大致平行，表明等比例风险成立，否则提示等比例不成立。

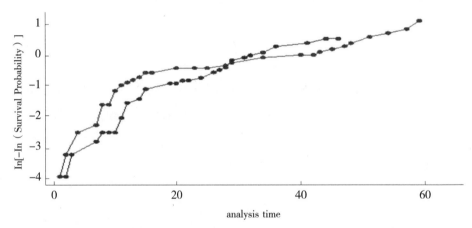

图 6-5　图示法检验等比例风险假设

（2）交互作用判断法。在模型中增加该变量与时间的交互作用项，如果交互作用项有统计学意义，则表明该变量在不同时间的作用不同，也就是说不满足等比例风险假设。如表 6-4 中 tvc（Time varying covariates）中的 treat 有统计学意义，说明不满足等比例风险假定。

表 6-4　Cox 回归交互作用判断结果

_t		Haz. Ratio	std. Err.	z	p>|z|	[95% Conf. Interval]	
main	treat	2.741588	1.318132	2.10	0.036	1.068444	7.034814
tvc	treat	0.9477691	0.0188063	−2.70	0.007	0.9116171	0.9853549

（3）残差法。绘制 Schoenfeld 残差与时间 t 的关系图，如果 Schoenfeld 残差与时间 t 无明显的变化趋势，即残差与时间 t 无关，则提示符合等比例风险假设。如图 6-6 中残差似乎有随着时间降低的趋势，提示可能不满足等比例风险假设。

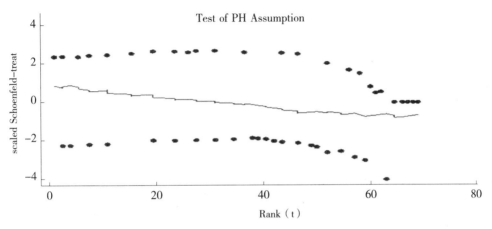

图 6-6　残差法检验等比例风险假设

三、Cox 回归的应用实例

举例说明，例如某医院探讨膀胱癌患者生存情况的影响因素，搜集了 30 例膀胱癌患者的随访记录，如表 6-5 所示，变量赋值如表 6-6 所示，Cox 回归结果如表 6-7 所示。

表 6-5　30 例膀胱癌患者生存数据原始记录表

id（1）	age（2）	grade（3）	size（4）	relapse（5）	start（6）	end（7）	t（8）	status（9）	PI（10）	s(t)（11）
1	62	1	0	0	02/10/1996	12/30/2000	59	0	1.680	0.256
2	64	1	0	0	03/05/1996	08/12/2000	54	1	1.680	0.256
3	52	2	0	1	04/09/1996	12/03/1999	44	0	4.339	0.018
4	60	1	0	0	06/06/1996	10/27/2000	53	0	1.680	0.512
5	59	2	1	0	07/20/1996	06/21/1998	23	1	4.438	0.662
6	59	1	1	1	08/19/1996	09/10/1999	37	1	3.737	0.249
7	63	1	1	0	09/16/1996	10/20/2000	50	1	2.758	0.139
8	62	1	0	0	09/20/1996	09/18/1999	36	1	1.680	0.859
9	50	1	1	0	09/26/1996	03/22/1999	30	1	2.758	0.760
10	26	1	1	1	11/04/1996	05/25/2000	43	1	3.737	0.110
11	43	2	1	0	01/10/1997	11/08/1999	34	1	4.438	0.131
12	62	1	0	0	02/16/1997	11/10/2000	45	1	1.680	0.646
13	67	1	0	0	03/09/1997	08/18/2000	42	1	1.680	0.785

续表

id（1）	age（2）	grade（3）	size（4）	relapse（5）	start（6）	end（7）	t（8）	status（9）	PI（10）	$s(t)$（11）
14	70	2	0	0	03/28/1997	07/20/2000	40	1	3.360	0.328
15	56	1	0	1	04/03/1997	11/10/1999	32	1	2.659	0.747
16	85	2	0	1	04/15/1997	11/20/1998	19	1	4.339	0.801
17	65	1	0	1	08/06/1997	09/28/1999	26	1	2.659	0.894
18	54	3	1	1	11/10/1997	12/09/1998	13	1	7.097	0.155
19	62	2	0	0	02/19/1998	07/20/2000	29	1	3.360	0.659
20	52	3	0	0	03/14/1998	07/02/2000	28	1	5.040	0.163
21	63	2	1	0	06/10/1998	09/01/2000	27	1	4.438	0.446
22	50	3	1	1	06/15/1998	04/14/1999	10	1	7.097	0.517
23	83	2	1	1	09/03/1998	09/20/2000	25	1	5.417	0.246
24	61	3	1	0	10/10/1998	06/13/2000	20	1	6.118	0.181
25	57	3	1	1	01/16/1999	12/20/1999	11	1	7.097	0.396
26	63	2	0	1	02/17/1999	04/20/2000	14	1	4.339	0.845
27	72	3	1	1	05/10/1999	05/12/2000	12	1	7.097	0.276
28	56	3	1	1	09/15/1999	06/17/2000	9	1	7.097	0.638
29	73	3	1	1	12/19/1999	07/26/2000	7	1	7.097	0.759
30	54	3	1	1	03/10/2000	09/20/2000	6	1	7.097	0.879

表 6-6　膀胱癌患者生存数据变量赋值表

变量	因素	分组及赋值
age	年龄	岁
grade	肿瘤分级	Ⅰ级：1; Ⅱ级：2; Ⅲ级：3
size	肿瘤大小（cm）	<3.0:0; ≥3.0:1
relapse	是否复发	未复发：0; 复发：1
start	手术日期	月/日/年
end	终止观察日期	月/日/年
t	生存时间（=终止观察日期-手术日期）	月
status	生存结局	删失：0; 死亡：1

对表 6-6 数据，经向后的逐步回归可获得 Cox 回归分析结果，结果显示：肿瘤分级（grade）、肿瘤大小（size）和是否复发（relapse）为膀胱癌患者生存的影响因素。

Cox 回归结果见表 6-7。

表 6-7　30 例膀胱癌患者多变量 Cox 回归分析结果

变量 （1）	偏回归系数 （2）	标准误 （3）	$Wald\ \chi^2$ （4）	P （5）	RR （6）	RR 的 95% 置信区间 （7）
grade	1.680	0.382	19.384	<0.001	5.367	2.540，11.339
size	1.078	0.460	5.492	0.019	2.939	1.193，7.241
relapse	0.979	0.460	4.524	0.033	2.662	1.080，6.560

表 6-5 中年龄为定量变量，将年龄转化为二分类变量（<60 岁和 ≥ 60 岁），分年龄组的生存曲线和 $\ln[-\ln S(t)]$ 对 t 的曲线图 6-7 所示，图 A 和图 B 中曲线大致平行（图 A 中两年龄组生存曲线在近 30 月处略有重合），可初步判定比例风险假设成立。

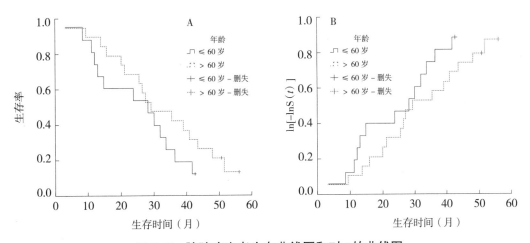

图 6-7　膀胱癌患者生存曲线图和对 t 的曲线图

第四节　机器学习在肿瘤登记中的应用介绍

一切技术的出现都是为了解决现实问题，而现实问题分为简单问题和复杂问题。简单问题，我们使用数据进行基本的分析。复杂问题，需要使用机器学习进行复杂分析。

比如医院行政管理人员想知道本院每月恶性肿瘤患者的基本就诊情况，通过对病案首页的信息进行基本分析就可以得到相应平均住院日、平均住院花费等简单指标，这类问题通过简单分析即可得到有用信息。

如果医院行政管理人员想知道本院每月恶性肿瘤患者的详细诊疗情况，并将病人按照一定特征进行分类，然而病案首页上缺少足够的数据，记录都是电子病历上的大段文字，传统的分析方式无法奏效，这时就需要利用机器学习的技术来完成复杂分析，进而实现研究目的。

本节将简单地介绍机器学习在肿瘤研究中的应用。

一、机器学习分类

根据机器学习过程中是否使用数据标签，可将机器学习方法分类为监督学习、无监督学习、半监督学习。

1. 监督学习。

利用一组已知类别的样本调整分类器的参数，使其达到所要求性能的过程。例如从 $<x, y>$ 这样的示例对中学习统计规律，然后对于新的 x，给出对应的 y。常用的监督学习方法包括：K- 近邻（KNN）、线性回归、逻辑回归、支持向量机、决策树和随机森林、神经网络。监督学习可以概括为给定数据、给定结果对应的数据标签、预测未来结果。

2. 无监督学习。

无监督学习相比监督学习没有标注数据，也就是 y。无监督学习是从一堆数据中学习其内在统计规律或内在结构，学习到的模型可以是类别、转换或概率。这些模型可以实现对数据的聚类、降维、可视化、概率估计和关联规则学习。无监督学习可以概括为给定数据、通过统计方法、自行寻找隐藏的结构。

一些重要的无监督学习算法：

（1）聚类算法：k- 平均算法（k-means）、分层聚类算法、最大期望算法（EM）。

（2）可视化与降维：主成分分析（PCA）、核主成分分析、局部线性嵌入、t- 分布随机近邻嵌入。

（3）关联规则学习：Apriori 算法、Eclat 算法。

3. 半监督学习。

半监督学习是监督学习和无监督学习相结合的机器学习方法，使用大量未标注数据和部分标注数据，目的是尽量减少学习过程中数据的标注工作，同时可以在大型未标注数据集上进行计算，其核心是衡量未标注数据与标注数据之间的相似性。

例如，上传的照片都是大量未标注数据，但会有重复的同一个人的照片，可以通过无监督学习进行分类；如果你为其中一份照片标注了信息，则可以为其他未标注的数据标注信息。

大多数半监督学习算法是无监督式和监督式算法的结合，例如深度信念网络（DBN）。它基于一种互相堆叠的无监督式组件，中间结构称为受限玻尔兹曼机（Restricted Boltzmann Machine，RBM）。

二、典型机器学习方法介绍

1. 逻辑回归（Logistic Regression）。

逻辑回归是有监督学习中的经典方法，用于处理模式分类中的二分类问题，如垃圾邮件的是或否，目标对象的真或假，肿瘤诊断的阳性或阴性等。逻辑回归属于广义线性回归的一种，当回归函数因变量服从连续分布则是线性回归，当回归函数因变量服从二项式分布则是逻辑回归。线性回归就是通过学习，训练一条直线 $y = W^T x + b$ 对数据样本进行拟合，如图 6-8 所示。

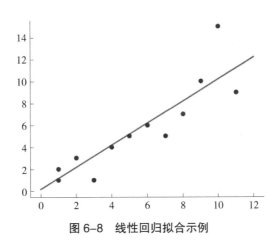

图 6-8　线性回归拟合示例

由于这种直线拟合只能对连续值进行预测，无法针对二分类问题进行求解。因此需要通过函数映射的方式将连续的线性方程预测值映射为 [0，1] 两个离散值，且映射函数必须满足单调且可微的条件。最简单的映射函数是"单位条件分段函数"，当线性回归值小于 0 时输出阴性（逻辑假）结果，大于 0 时输出阳性（逻辑真）结果，如下式所示。

$$f(x) = \begin{cases} 0 & x<0 \\ 0.5 & x=0 \\ 1 & x>0 \end{cases}$$

"单位条件分段函数"虽然简单，但并不具备相对优秀的数学性质，所以使用逻辑函数（Sigmoid 函数）进行替代，如图 6-9 所示。

逻辑函数的输出在（0，1）之间连续变化，当自变量趋向于负无穷大或正无穷大的时候，逻辑函数的导数无限接近于 0。当自变量在 0 附近时，逻辑函数的导数非常大，使得逻辑函数可以快速在很窄的范围内将输出从 0 过渡到 1。因此逻辑函数不但可以将线性回归结果映射到接近 0 或接近 1，同时保留了变化连续性。这两个优秀的数学性质使得逻辑函数的输出结果可以作为分类后验概率估计融入目标任务的训练和学习中，定义逻辑回归的目标函数如下：

$$h(x) = \frac{1}{1 + e^{-(w^T + b)}}$$

通过极大似然估计算法可将逻辑回归模型的损失函数表示为：

$$J(\theta) = \sum_{i=1}^{m} \left[y^i \log \left(h_\theta(x^i) + (1 - y^i) \log \left(1 - h_\theta(x^i) \right) \right) \right]$$

逻辑回归模型的训练目标就是通过梯度下降法和牛顿法，求解使损失函数 $J(\theta)$ 能够取得极大值的参数 θ，即多元线性表达的权重向量 w 和常量向量 b。

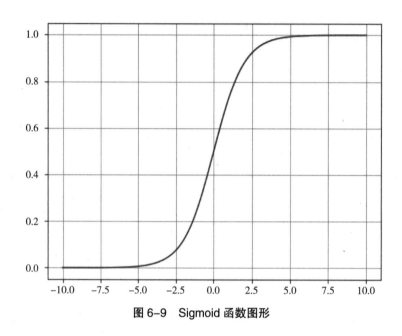

图 6-9　Sigmoid 函数图形

2. 决策树（Decision Tree）。

决策树算法是一个递归选择最优特征，并根据选择的特征对训练数据进行分割，使得划分后的子数据集具有最优分类决策的过程。目标类作为叶子节点，特征属性的验证作为非叶子节点，而每个分支是特征属性的输出结果。其决策过程从根节点触发，测试不同的特征属性，按照其结果选择不同分支，最终到达某一叶子节点（目标类），得到分类的结果。

假设有肿瘤患者数据集 $L_N = \{l_1, l_2, l_3, \cdots, l_n\} \in R^{N \times K}$，每一个肿瘤患者提取了 K 项指标作为患者的特征表达，从而构成了肿瘤患者的特征属性集 $A = \{a^1, a^2, a^3, \cdots, a^k\}$。为构建决策树分类模型，对肿瘤患者的良恶性进行判断，需要引入基尼系数计算每一个特征属性的纯度值，基尼系数越小，则特征属性纯度越高，该属性下包含的样本属于同一类的概率越高。基尼系数计算方法为：

$$\text{Gini}(L) = \sum_{n=1}^{N}\sum_{n'\neq n} p_n p_{n'} = 1 - \sum_{n=1}^{N} p_n^2$$

其中 p_n 是样本属于第 n 类的概率。结合给定的肿瘤患者数据集，令 C_n 为数据集中第 n 类样本的数量，则基尼系数计算如下：

$$\text{Gini}(L) = 1 - \sum_{n=1}^{N}\left(\frac{|C_n|}{|L_N|}\right)^2$$

特别地，对于肿瘤患者数据集，存在特征属性集 A，若某个特征属性 a^k 存在个 m 取值，则待划分节点上考察特征属性 a^k 的基尼系数为：

$$\text{Gini\_atrr}(L, a^k) = \sum_{z=1}^{m}\frac{|L^z|}{|L_N|}\text{Gini}(L^z)$$

其中 L^z 是肿瘤患者样本中特征属性 a^k 取值为 z 的样本数量。当 $\text{Gini\_atrr}(L, a^k)$ 取值最小时，特征属性 a^k 就是该节点上的最优特征，并在该节点上根据特征属性 a^k 对数据集中的样本进行划分。当某个节点 $\text{Gini\_atrr}(L, a^k) = 0$ 时，该节点为决策数中的叶子节点，其包含样本对应的类标则是该节点的分类结果。肿瘤患者良恶性分类决策树生成示例如图 6-10 所示。

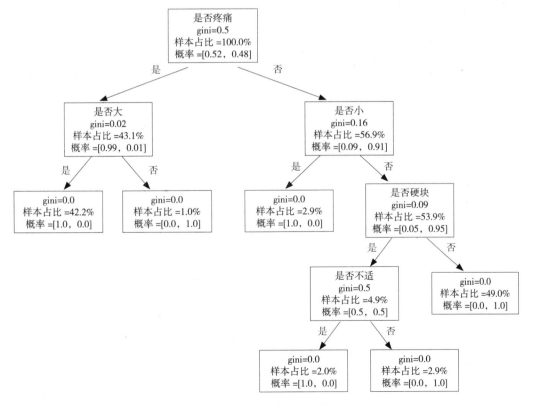

图 6-10　肿瘤患者良恶性分类决策树生成示例

3. K 近邻模型（K–Nearest Neighbor）。

K 近邻模型的基本思想是在训练数据集中寻找与当前实例最相似的 K 个实例，根据这 K 个相似实例中多数所属的类别确定当前实例的分类标记。

如图 6-11 所示，有两类不同的样本数据，分别用小正方形和小三角形表示，而图正中间的那个圆所表示的数据则是待分类的数据。如果 $K=3$，与圆点的最相似（距离最近）的 3 个点是 2 个小三角形和 1 个小正方形，根据少数服从多数原则，判定待分类数据属于小三角形所代表的一类。由此可以看出，K 近邻模型的关键点有两个：K 值的选择和相似性的度量。

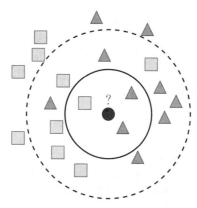

图 6-11　K 近邻模型示意图

对于 K 值的选择，当选择较小的 K 值时，只有少数与待判定实例较近或相似的训练实例才会对预测结果起作用，会增加泛化误差从而造成容易发生过拟合现象；当选择较大的 K 值时，相当于用较大领域中的训练实例进行预测。虽然可以有效减少泛化误差，但训练误差却会因此而增大，因为与输入实例较远（不相似）的训练实例也会对最终的判定产生影响。在实际应用中，一般推荐选择一个较小的 K 值（如 1，3 和 5），并通过训练过程中的交叉验证找到最合适的 K 值。

对于相似性度量，可以通过多种方式进行计算，最常见的是欧式距离：

$$D(x,y) = \sqrt{(x_1 - y_1)^2 + (x_2 - y_2)^2 + \cdots + (x_n - y_n)^2} = \sqrt{\sum_{i=1}^{n} (x_i - y_i)^2}$$

其中实例 x 和实例 y 都是包含有 n 维特征的向量。在欧式空间中，若样本实例之间的距离度量存在某些问题时，还可以采用曼哈顿距离进行度量：

$$D(x,y) = |x_1 - y_1| + |x_2 - y_2| + \cdots + |x_n - y_n| = \sqrt{\sum_{i=1}^{n} |x_i - y_i|}$$

更加通用一点的度量方式是闵可夫斯基距离：

$$D(x,y) = \sqrt[p]{\sum_{i=1}^{n}(|x_i - y_i|)^p}$$

可以看出，欧式距离和曼哈顿距离其实就是闵可夫斯基距离当 $p=2$ 和 $p=1$ 时的特例。相似性度量除度量方式外，更为重要的是各维特征的归一化，其本质是统一各维特征在度量时的量纲。若不对样本实例的各维特征做归一化处理，就好比在度量时将厘米、千克、立方等各种不同的度量单位混在一起评估，度量本身就已经存在问题，就更不可能输出准确的判定结果。

4. 随机森林（Random Forest）。

随机森林是一种集成学习算法，首先利用自助采样法（bootstrap sampling）对训练数据进行有重叠的多次随机抽样构建用于基学习器训练的样本子集。每个样本子集训练一棵独立的决策树，整个随机森林就是很多棵互相独立的决策树组成。当输入未知的测试集样本时，随机森林中的每一棵决策树都会对输入样本进行分类判定，然后通过投票法融合集成所有决策树的分类结果从而获得最终的分类判断。随机森林生成及结构如图 6-12 所示。

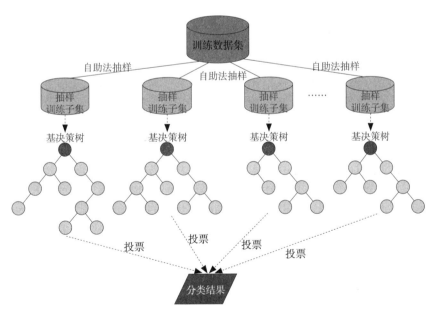

图 6-12　随机森林示例

自助采样法是随机森林构建的关键步骤之一，针对包含 n 个样本的训练数据集，首先随机抽取一个样本放入采样集中记录，然后将抽取的样本放回训练数据集，保证后续采样该样本仍然有可能会被抽取到，从而形成有重叠的抽样状态。重复上述抽样过程 n 次，就可以得到含有 n 个样本的采样集，训练集中的部分样本会在采样集中多次出现，也有部分会未包含在采样集中。根据多重抽样概率计算可知，当抽样次数趋于无穷时，一个样本始终不被抽样的概率为：

$$\lim_{n \to \infty} \left(1 + \frac{1}{n}\right)^n = \frac{1}{e} \approx 0.368$$

相应地，自助采样法得到的采样集将是包含训练集约 63.2% 样本的子集。重复采样集的抽样过程 T 次，就可以得到 T 个具有相互独立性和一定重叠的训练子集。因此，通过这些抽样训练子集构建的基决策树之间就具有了相互独立性，在集成学习理论框架下为随机森林模型提供了性能优秀的基学习器池。

随机森林除了在样本抽样上引入了自助采样法外，在基决策树生成过程的选择最优属性划分上同样引入了自助采样法。传统的决策树是划分节点从包含 k 个属性的集合中选择最优属性。而在随机森林中，对基决策树的每个划分节点，首先通过自助采样法抽取包含 d 个属性的子集，然后再从子集中选择最优的属性用于划分。这样增加了属性划分的随机性，实现了次优分割。一般情况下，属性子集抽样数量采用 $d = \log_2 k$。

随机森林具有许多优点，包括不易陷入过拟合，抗噪声能力强，处理高维特征样本不用做特征选择，方便度量样本之间的相似性，易于实现且训练速度快等。同时，随机森林在很多任务中具有强大的性能。

5. 深度学习（Deep Learning）。

深度学习是当前最流行也是性能非常强大的人工智能模型之一。其概念源于人工神经网络的研究，典型的深度学习模型就是有很多隐层，具有很深层次的神经网络。深度学习通过组合低层特征形成更加抽象的高层语义表示属性类别或特征，构成数据的分布式特征描述。

深度学习是机器学习中一种基于数据表征学习的方法，即对一幅观测图像，可以通过基于每个像素值的特征向量，一系列抽象的边，特定区域的特定图像来进行表达。这样的好处是采用非监督式或半监督式的特征学习和分层特征提取方法对观测目标构建描述信息，替代了手工"特征工程"中人本身的偏向性影响。随着学习层级的深入，深度学习通过简单的函数将该级的特征描述变换为更高级的语义级表达，因而深度学习也可以看作是许多简单函数的复合。当这些简单函数足够多时，深度学习就可以表达非常复杂的变换。

想要对复杂目标获取足够精准的表达，就必须增加网络的深度（隐层的数量），导致相关神经元之间的连接、阈值、权重等参数也成倍增加，使训练迭代中的误差在多隐层内传播时，呈现发散状态而不收敛，也使误差的反向传播算法（Back Propagation，

BP）等经典的神经网络训练算法难以对深度学习网络进行直接训练。无监督逐层训练方法（Unsupervised Layer-wise Training）便成了深度学习有效的训练手段，其基本思想是每次仅训练一层隐层，训练时将上一层隐层作为训练的输入，完成训练后本层就作为下一层隐层训练的输入滚动到新的训练中。当网络中的所有层都完成训练后，再利用 BP 等算法对整个网络进行训练。

卷积神经网络（Convolutional Neural Network，CNN）是深度学习模型的典型代表之一，网络结构主要包含卷积核、卷积层、降采样、采样层、全连接隐层几个部分。如图 6-15 所示，网络的输入是一幅图像，中间依次经过多个卷积层和池化采样层二维图像信号进行处理，然后再全连接层实现与输出目标的映射转换，最终输出识别结果。网络中卷积层中包含多个卷积核（多个神经元组成的特征学习"平面"），当输入信号由卷积层处理时，卷积核会与输入信号进行卷积计算，将原始信号转换为该卷积层的特征图谱。如图 6-13 中的第一个卷积层中包含有 6 个特征图谱，分别是原始信号与不同 15×15 特征学习卷积核作卷积计算的结果。信号经过卷积特征学习后，采样层会对每一个卷积后的信号进行降采样，在保留有用信息的同时减少后续处理的数据量。第一个采样层就是根据第一个卷积层中的特征图谱通过 2 倍降采样得到的，同样包含 6 个特征图谱，但图谱的大小 16×16 是卷积层图谱的一半。在经过多次卷积和采样复合处理后，原始图像信号转化成了一组 96 维的特征向量，最后通过一个由 50 个神经元构成的全连接层与输出层连接完成识别任务。

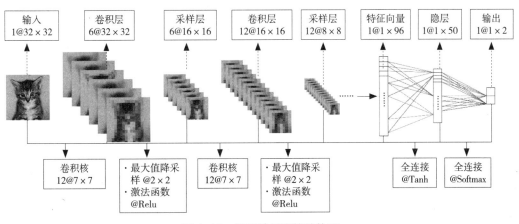

图 6-13　卷积神经网络结构图

深度学习已经成为当今这个大数据时代的热门技术，针对各种应用场景、各种处理任务的深度学习模型层出不穷。在医学领域，未来的一段时间内深度学习将发挥越来越重要的作用，继续扮演实现医学人工智能的核心技术。

三、机器学习的应用介绍

自然语言处理（Natural Language Processing，NLP），是计算机科学领域与人工智能领域中的一个重要方向。它研究能实现人与计算机之间用自然语言进行有效通信的各种理论和方法，旨在弥合人与机器人之间的鸿沟，在各个领域都有应用。其在生物医学领域迅速发展，已经成为当前的研究热点。通过自然语言处理汇总和提炼，作用于原本非结构化、杂乱无章的数据，提取其中有用的诊疗信息，最终形成一个严密的治疗网络，从而为后续的各种治疗和研究提供标准和便利。

通过语音识别技术，医生可以快速将处方录入电子健康记录（Electronic health record，EHR）。由于NLP语音到文本的听写和结构化数据输入方式，其对语音识别的影响与临床文档密切相关，这种方式将医生从繁重的健康记录结构中解放出来，通过分析实时数据，帮助临床医生简化操作流程，让他们有更多时间去护理患者，从而改善患者的体验。

NLP同样可以识别电子病历记录中有关疾病和治疗的文字陈述，在利用自然语言处理之前，电子病历都是大段非结构化的文字信息，无法利用，如图6-14所示。

而利用NLP对病历进行细致的、专业的结构化处理，使得病历内容的内在含义为计算机"理解"，实现监控和利用。NLP通过分词，语义分析等方式将文本数据进行结构化处理，发现不同文字的映射规则，进而得到完整的结构化数据集，如图6-15、图6-16所示。

主　诉：[卵巢透明细胞癌Ⅰ期外院术后化疗后1+年]

现病史：[1+年前（2019-10-29）患者因"发现盆腔包块"于重庆市妇幼保健院行经腹部卵巢癌减灭术。术后病检：1.子宫平滑肌瘤，部分透明变性，宫内膜息肉（呈囊性萎缩改变）；慢性宫颈炎；（右卵巢）白体（右输卵管）慢性炎症 2.（左卵巢）透明细胞癌（左输卵管）慢性炎症。3、4、5、6、7（腹主动脉旁、左右髂总、左右盆腔淋巴结）未见癌转移（0/30）8.（大网膜）未见癌转移。术后我院补充TC（紫杉醇脂质体+卡铂）化疗6程（末次时间：2020-03-18）。近期下腹部隐痛，为求进一步检查治疗，以"[卵巢恶性肿瘤]"收住入院。

患者目前[精神尚可]，[体力正常]，[食欲一般]，[睡眠正常]，[体重无明显变化]，[大便正常]，[排尿正常]。]

既往史：[患者既往[体健]。[否认["高血压"]等病史]。[否认[肝炎]等传染病史]。[预防接种史不详]。[否认手术史]。[否认外伤史]。[否认输血史]。[否认药物、食物过敏史]。]

图6-14　电子病历示意图

[神志：[清楚]，[正常步态]，[查体合作]，[自动体位]，[发育正常]，[正常面容]，[营养良好]，BMI：[27.11]]

图6-15　病历的后结构化，算法引擎示意图

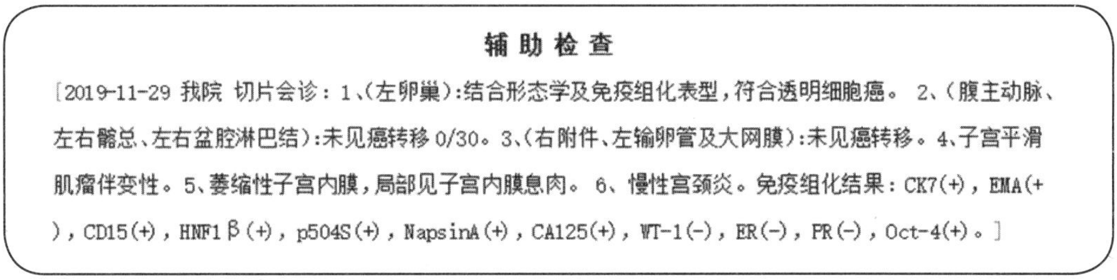

辅 助 检 查

[2019-11-29 我院 切片会诊：1、（左卵巢）:结合形态学及免疫组化表型，符合透明细胞癌。 2、（腹主动脉、左右髂总、左右盆腔淋巴结）:未见癌转移 0/30。3、（右附件、左输卵管及大网膜）:未见癌转移。4.子宫平滑肌瘤伴变性。5.萎缩性子宫内膜，局部见子宫内膜息肉。 6、慢性宫颈炎。免疫组化结果：CK7(+)，EMA(+)，CD15(+)，HNF1β(+)，p504S(+)，NapsinA(+)，CA125(+)，WT-1(−)，ER(−)，PR(−)，Oct-4(+)。]

图 6-16 病历的后结构化示意图

四、机器学习注意事项

1. 机器学习的模型通常是黑箱，可以得到结果，但是不知道每个参数对结果影响的具体作用情况。

2. 研究得到的结果好，可能是由于过拟合现象，结果精确地匹配了特定数据集，导致获得的模型不能良好地拟合其他数据或预测未来的观察结果的现象。需要采取外部数据库进行验证，判断推广价值。

3. 不是所有情况都适用于机器学习，如果数据集小 / 代表性差，通常会发生欠拟合，指不能很好地从训练数据中学习到有用的数据模式，从而针对训练数据和待预测的数据，均不能获得很好的预测效果。

第七章 相关法律及保密原则

肿瘤登记资料的获取、保存和使用应遵循《赫尔辛基宣言》和《纽伦堡法典》中所提及的医学伦理学的基本原则。原国家卫生计生委、国家中医药管理局联合下发的《关于印发肿瘤登记管理办法的通知》（国卫疾控发〔2015〕6号）文件，第五章保障措施中的第十九条专门对肿瘤资料保密做出规定："各肿瘤报告单位及有关研究机构在利用肿瘤登记报告信息时，应当遵从国家法律法规和有关规定、伦理学准则、知识产权准则和保密原则，对个案肿瘤病例信息采取管理和技术上的安全措施，保护患者隐私和信息安全。"

各项目单位在运行全过程中均应采取必要的保密措施，确保个人隐私和信息安全。任何保密措施都应符合以下3项基本原则：

1. 广义上的医学资料保密性原则同样适用于肿瘤登记资料，肿瘤登记数据具有隐私性和保密性，未经授权，任何人不得翻阅和利用肿瘤登记数据。

2. 在尊重肿瘤患者隐私权和收集肿瘤数据之间取得平衡，保证肿瘤登记数据质量。

3. 保证在肿瘤防治和医学研究中能充分利用肿瘤登记数据。资料保密适用的范围：主治医师上报的肿瘤发病登记卡片和其他途径获得的肿瘤病例信息数据，包括来自医疗病案记录、人口普查数据、调查记录、队列研究，以及来源于本地区死因统计专业机构的肿瘤死因资料。肿瘤数据和资料中的个人识别信息包括：肿瘤患者个人信息，如姓名、身份证号码、出生日期、电话号码、联系方式和家庭住址等。肿瘤登记数据和资料的来源渠道信息包括：肿瘤患者的主治医师、上报肿瘤数据的医疗单位等。个人识别信息和数据来源渠道信息均属于保密范围。

肿瘤登记系统的各类工作人员和接触到肿瘤登记数据的人员均有义务和责任对所接触到的肿瘤登记数据进行保密。保密涉及的人员包括肿瘤数据上报人员、肿瘤登记处工作人员和数据分析利用人员。登记数据没有解密时间，即使已经离职或不再负责此项工作任务仍需对肿瘤登记数据的信息进行保密。

本章主要阐述肿瘤登记系统中数据收集流程、数据传递过程及数据储存、利用发布等环节中的具体保密措施。

第一节 肿瘤登记数据的收集

肿瘤登记数据由辖区内各级医疗机构或相关的其他单位提供。这些单位和机构应在保密性原则下，肿瘤登记资料实行分级控制，在数据收集过程中应尽量减少接触肿瘤登记记录数据的机构和人员数量，并对查阅数据的范围和程度加以限制。

1. 肿瘤病例的治疗医生负责登记项目信息的填写并上报机构内肿瘤登记负责部门，病例上报医生应遵循医学资料保密原则，不得泄露个人隐私信息和相关保密信息。

2. 各级项目单位应遵循保密原则，保证登记数据和资料的保密性。项目单位应制定出相应的保密制度，保护登记患者的个人隐私，保证登记数据在收集、审核、更正环节中的安全性。

3. 肿瘤登记工作技术方法的常规培训中应包括肿瘤登记数据保密性的相关内容。

4. 未经肿瘤登记部门负责人授权，登记患者信息不能被查阅和利用。

第二节 肿瘤登记数据的存储与共享

纸质和（或）计算机数据库内的肿瘤登记信息在存储、传递过程中均应遵从相应的保密原则。

1. 电子数据可以通过设置口令或将肿瘤患者的间接识别信息与其他信息分别存放实现。

2. 其他方式存放的数据应将其集中存放于安全处所，并确定专人管理，基于公共卫生和统计分析等目的公共利益，数据存储期限较长或存储期无限制。

3. 数据传递和交流必须取得肿瘤登记项目主管部门负责人的授权。

4. 为保证肿瘤登记资料的准确性和完整性，肿瘤病例信息可以在国内各项目单位间进行相互转送，用以补充病例信息。

5. 在肿瘤登记数据资料进行传递和交流时，应采取安全性高的途径，电子数据应加密并将文件和密码采用不同途径分开传送。

第三节　肿瘤登记数据的发布与利用

肿瘤登记数据的统计信息属于国家政府信息公开内容，登记的统计信息发布应遵守《中华人民共和国政府信息公开条例》和《医疗卫生机构信息公开管理办法》（国卫办发〔2021〕43号）及相关法律、法规的规定要求，结合肿瘤登记工作实际情况，对肿瘤登记数据的统计信息进行公开发布。公开发布形式可以是新闻发布会、工作报告、（出版）登记年报、报刊、广播、电视等。信息发布与数据利用过程中应遵守保密原则，保护个人隐私和信息安全。肿瘤登记统计数据发布与利用过程中应遵守以下规则：

1. 任何情况下个人识别信息不能公开发布。

2. 原始个案数据统计后的汇总表可以公开发布，但公开的汇总信息也应注意尊重公众的隐私权，个人信息去标识化。肿瘤登记统计数据发布时所限定的地理范围应足够大，登记地区中具体单位、住址的肿瘤登记统计信息不公开发布。统计数据的发布需取得相关行政管理部门的授权。

3. 相关机构和个人如需利用肿瘤登记资料进行科学研究、公共卫生监测以及开展肿瘤防治宣传和健康教育工作时，应首先向肿瘤登记处提出书面申请。申请内容包含：使用肿瘤登记数据的目的、研究需要的信息、数据保密负责人和数据使用期限等。经过授权后方可使用肿瘤登记数据资料。资料利用过程中，应遵从资料保密性原则，不得将资料中相关保密信息内容外泄，公开发表的研究结果不得含有任何涉及个人隐私信息和其他保密信息，数据利用完毕必须及时销毁或返还肿瘤登记处。

4. 肿瘤登记数据资料不得应用于以下违反保密原则的行为和活动：对肿瘤患者推销产品的商业行为；医疗机构用于收治新患者；保险公司用于确定投保人的健康状态；肿瘤患者的邻居、朋友等用于确定登记病例的健康状况等。

参考文献

[1] 刘玉芹, 杨明莹, 钱阳凤, 等. 随访清单在恶性肿瘤患者中的应用研究进展 [J]. 现代临床护理, 2022,21(3):67–71.

[2] 张慧, 焦臣宇, 朱甬倩, 等. 肝胆肿瘤患者登记与随访数据库的构建与应用 [J]. 中华消化外科杂志, 2022,21(2):307–312.

[3] 赖雪峰, 乔丽颖, 杜润茗, 等. 医疗保险数据与传统登记途径对肿瘤病例的捕获比较分析: 以内蒙古队列人群为例 [J]. 中国肿瘤, 2022,31(3):197–204.

[4] 孙可欣, 刘硕, 庾吉好, 等.《中国肿瘤登记数据集标准》解读 [J]. 中国肿瘤, 2021,30(10):734–739.

[5] 魏文强, 张思维, 李敏娟. 中国肿瘤登记发展历程 [J]. 中国肿瘤, 2021,30(9):641–647.

[6] 中国卫生信息与健康医疗大数据学会. 中国肿瘤登记数据集标准 [J]. 中国肿瘤, 2021,30(8):576–587.

[7] 中国肿瘤登记数据集标准编制项目组.《中国肿瘤登记数据集标准》编制说明 [J]. 中国肿瘤, 2021,30(8):588–590.

[8] 任艳军, 刘庆敏, 赵刚, 等. 杭州市二级以上公立医院肿瘤登记人力资源分析 [J]. 中国公共卫生管理, 2021,37(3):329–332.

[9] 魏文强. 中国肿瘤登记工作及其在落实全民健康战略中的作用 [J]. 中国肿瘤, 2020,29(10):721–724.

[10] 潘锋. 肿瘤登记有力推动中国癌症防控事业发展——访中国科学院院士、中国医学科学院肿瘤医院院长赫捷教授 [J]. 中国医药导报, 2020,17(25):1–3.

[11] 孙齐蕊. 以肿瘤为例分析临床数据资源共享伦理问题和中美相关法律政策比较研究 [D]. 北京: 北京协和医学院, 2020.

[12] 潘敏侠, 陈海珍, 沈茜, 等. 以医院为基础的肿瘤登记系统资料收集过程中常见问题辨析 [J]. 中国肿瘤, 2020,29(2):119–124.

[13] 张文彬, 刘潇霞, 乔良, 等. 探索大数据背景下肿瘤登记信息平台建设的新模式 [J]. 肿瘤预防与治疗, 2019,32(11):951–954.

[14] 陈洁. 肿瘤登记报告管理的研究进展 [J]. 中医药管理杂志, 2019,27(16):227–228.

[15] 魏文强,赫捷.大数据信息化背景下我国肿瘤登记工作的思考 [J]. 中华肿瘤杂志 ,2019,41(1):15–18.

[16] 吴春晓,郑莹.《上海市肿瘤登记管理办法》解读 [J]. 上海预防医学 ,2017,29(07):523–524..

[17] 潘睿 . 中国慢性病前瞻性研究队列恶性肿瘤发病与死亡分析 [D]. 南京 : 南京医科大学 ,2017.

[18] 张静蓓,任树怀 . 国外科研数据知识库数据质量控制研究 [J]. 图书馆杂志 ,2016,35(11):38–44..

[19] 徐小莉,靳晶,李书梅,等.完善病案管理提高肿瘤登记随访质量 [J]. 中国肿瘤 ,2015,24(11):919–922.

[20] 佚名.《肿瘤登记管理办法》的解读 [J]. 中国卫生法制 ,2015,23(3):45.

[21] 陈海珍,陈建国,张兰凤,等.肿瘤随访现状与进展 [J]. 中华疾病控制杂志 ,2015,19(5):517–523.

[22] 魏矿荣,刘慎超,魏东霖,等.大数据对肿瘤登记发展的影响 [J]. 科学通报 ,2015,60(Z1):491–498.

[23] 王萍,李霞,谢宁,等.医院肿瘤登记工作质量控制路径研究 [J]. 赣南医学院学报 ,2014,34(5):754–755+757.

[24] 陈海珍,张兰凤,陈建国.以医院为基础的肿瘤随访模式探讨与实践 [J]. 中国肿瘤 ,2014,23(8):656–660.

[25] 阿布都沙拉木·依米提,米热古丽·哈米提,阿里木江·艾山.医院肿瘤登记工作中减少新发病例漏报率的方法探讨 [J]. 中国肿瘤 ,2012,21(7):510–511.

[26] 杨国庆.医院为基础肿瘤登记流程分析与设计 [D]. 太原 : 山西医科大学 ,2012.

[27] 李伟栋,张晋昕.肿瘤登记报告卡的质量控制 [J]. 中国肿瘤 ,2010,19(12):782–785.

[28] 孙喜斌,陆建邦,全培良.医院为基础的肿瘤登记系统建立 [J]. 中国肿瘤 ,2010,19(3):160–164.

[29] 宋国慧,孟凡书,陈超,等.肿瘤登记质量与人群队列关系的探讨 [J]. 中国肿瘤 ,2009,18(7):531–532.

[30] 曲宸绪,祝伟星,邢秀梅,等.北京市肿瘤登记资料质量控制数据分析 [J]. 中国肿瘤 ,2008(10):836–839.

[31] 国家癌症中心.中国肿瘤登记工作指导手册 (2016)[M]. 北京 : 人民卫生出版社 ,2016.

[32] 全国肿瘤防治研究办公室.中国肿瘤登记工作指导手册 [M]. 北京 : 中国协和医科大学出版社 ,2004.

[33] 钟瑞媚,丘英琼,傅桂清,等.住院病案首页病情信息填写质量的缺陷分析及质控

管理 [J]. 中国卫生标准管理 ,2022,13(13):145-148.

[34] 周梦珂 . 基于患者参与的乳腺癌术后随访清单的制订 [D]. 合肥 : 安徽医科大学 ,2022.

[35] 戴琪 , 李方 , 张筱童 , 等 . 肺癌患者全链式随访系统的设计与应用 [J]. 护理学杂志 ,2022,37(12):47-50.

[36] 黄芳 , 宋巨忞 , 魏薇 .294480 份住院病案首页填写项目缺陷 Meta 分析 [J]. 中国病案 ,2022,23(3):17-19.

[37] 肖涟 , 胡豫 , 夏家红 , 等 . 大数据背景下的病案信息服务 [J]. 中国社会医学杂志 ,2022,39(1):15-17.

[38] 郑小芳 , 周逸清 , 罗利英 , 等 . 肿瘤患者电话随访常见沟通问题分析与对策 [J]. 中国社区医师 ,2022,38(1):141-143.

[39] 胡晓星 , 胡燕生 . 医政管理精细化与病案信息数据的利用 [J]. 中国病案 ,2021,22(11):25-26.

[40] 李继志 , 祝中华 , 刘仁英 . 办公自动化在病案首页手术相关数据质量管理中的运用 [J]. 中国医院统计 ,2021,28(4):343-345,350.

[41] 鲁菊英 , 王德丰 , 戴林 , 等 . 江苏南通地区医院肿瘤登记及质量控制的初步应用探讨 [J]. 中华医学杂志 ,2013(38):3074-3075.

[42] 朱惠君 . 病理科肿瘤登记及质量控制的初步应用探讨 [C]//.2013 年第三届长三角地区病理技术新进展研讨会暨浙江省第八次病理技术会议论文汇编 ,2013:165-168.

[43] 冯国双 . 中国癌症高发现场评价与质量控制 [D]. 北京 : 北京大学 ,2008.

[44] Parkin D M. The evolution of the population-based cancer registry[J]. Nature Reviews Cancer, 2006, 6(8): 603-612.

[45] White M C, Babcock F, Hayes N S, et al. The history and use of cancer registry data by public health cancer control programs in the United States[J]. Cancer, 2017, 123: 4969-4976.

[46] Gjerstorff M L. The Danish cancer registry[J]. Scandinavian journal of public health, 2011, 39(7suppl): 42-45.

[47] Storm H H, Michelsen E V, Clemmensen I H, et al. The Danish Cancer Registry-history, content, quality and use[J]. Danish Medical Bulletin, 1997, 44(5): 535-538.

[48] Jensen O M, Whelan S, Jensen O, et al. Planning a cancer registry[J]. IARC Scientific Publications, 1991, 95: 22-28.

[49] Hall S, Schulze K, Groome P, et al. Using cancer registry data for survival studies: the example of the Ontario Cancer Registry[J]. Journal of Clinical Epidemiology, 2006, 59(1): 67-76.

[50] Armstrong B K. The role of the cancer registry in cancer control[J]. Cancer Causes and Control, 1992, 3(6): 569–579.

[51] Nandakumar A. National cancer registry programme[J]. Indian Council of Medical Research, Consolidated report of the population based cancer registries, New Delhi, India, 1990, 96.

[52] Parkin D M, Bray F. Evaluation of data quality in the cancer registry: principles and methods Part Ⅱ. Completeness[J]. European Journal of Cancer, 2009, 45(5): 756–764.

[53] Larsen I K, Småstuen M, Johannesen T B, et al. Data quality at the Cancer Registry of Norway: an overview of comparability, completeness, validity and timeliness[J]. European Journal of Cancer, 2009, 45(7): 1218–1231.

[54] Schmidt M, Schmidt S A J, Sandegaard J L, et al. The Danish National Patient Registry: a review of content, data quality, and research potential[J]. Clinical Epidemiology, 2015, 7: 449.

[55] Weiskopf N G, Weng C. Methods and dimensions of electronic health record data quality assessment: enabling reuse for clinical research[J]. Journal of the American Medical Informatics Association, 2013, 20(1): 144–151.

[56] Bilimoria K Y, Stewart A K, Winchester D P, et al. The National Cancer Data Base: a powerful initiative to improve cancer care in the United States[J]. Annals of Surgical Oncology, 2008, 15(3): 683–690.

[57] Malin J L, Kahn K L, Adams J, et al. Validity of cancer registry data for measuring the quality of breast cancer care[J]. Journal of the National Cancer Institute, 2002, 94(11): 835–844.

[58] Bray F, Ferlay J, Laversanne M, et al. Cancer I ncidence in F ive C ontinents: inclusion criteria, highlights from Volume X and the global status of cancer registration[J]. International Journal of Cancer, 2015, 137(9): 2060–2071.

[59] Bowling A. Mode of questionnaire administration can have serious effects on data quality[J]. Journal of Public Health, 2005, 27(3): 281–291.

[60] Matsuno S, Egawa S, Fukuyama S, et al. Pancreatic Cancer Registry in Japan: 20 years of experience[J]. Pancreas, 2004, 28(3): 219–230.

[61] Ji J, Sundquist K, Sundquist J, et al. Comparability of cancer identification among death registry, cancer registry and hospital discharge registry[J]. International Journal of Cancer, 2012, 131(9): 2085–2093.

[62] Mathur P, Sathishkumar K, Chaturvedi M, et al. Cancer statistics, 2020: report from national cancer registry programme, India[J]. JCO Global Oncology, 2020, 6: 1063–1075.

[63] Korhonen P, Malila N, Pukkala E, et al. The Finnish Cancer Registry as follow-up source of a large trial cohort[J]. Acta Oncologica, 2002, 41(4): 381-388.

[64] Jessup J M, Menck H R, Winchester D P, et al. The National Cancer Data Base report on patterns of hospital reporting[J]. Cancer: Interdisciplinary International Journal of the American Cancer Society, 1996, 78(8): 1829-1837.

[65] Bhatla, N, Berek, JS, Cuello Fredes, M, et al. Revised FIGO staging for carcinoma of the cervix uteri[J]. International Journal of Gynecology and Obstetrics, 2019, 145: 129-135.

[66] Lewis R A, Neal R D, Hendry M, et al. Patients' and healthcare professionals' views of cancer follow-up: systematic review[J]. British Journal of General Practice, 2009, 59(564): e248-e259.

[67] Younes R N, Gross J L, Deheinzelin D. Follow-up in lung cancer: how often and for what purpose?[J]. Chest, 1999, 115(6): 1494-1499.

[68] Emery J D, Shaw K, Williams B, et al. The role of primary care in early detection and follow-up of cancer[J]. Nature reviews Clinical oncology, 2014, 11(1): 38-48.

[69] Engholm G, Ferlay J, Christensen N, et al. NORDCAN——a Nordic tool for cancer information, planning, quality control and research[J]. Acta Oncologica, 2010, 49(5): 725-736.

[70] De Angelis R, Francisci S, Baili P, et al. The EUROCARE-4 database on cancer survival in Europe: data standardisation, quality control and methods of statistical analysis[J]. European Journal of Cancer, 2009, 45(6): 909-930.

[71] Zheng R S, Sun K X, Zhang S W, et al. Report of cancer epidemiology in China, 2015[J]. Zhonghua Zhongliu Zazhi, 2019, 41(1): 19-28.

[72] Perry N, Broeders M, de Wolf C, et al. European guidelines for quality assurance in breast cancer screening and diagnosis.Fourth edition——summary document[J]. Oncology in Clinical Practice, 2008, 4(2): 74-86.

[73] Parkin D M. Comparability and quality control in cancer registration[J]. IARC Technical Report, 1994, 19: 18-19.

[74] Bray F, Parkin D M. Evaluation of data quality in the cancer registry: principles and methods. Part Ⅰ: comparability, validity and timeliness[J]. European Journal of Cancer, 2009, 45(5): 747-755.

[75] Bhatla N, Aoki D, Sharma D N, et al. Cancer of the cervix uteri: 2021 update[J]. International Journal of Gynecology and Obstetrics, 2021, 155: 28-44.

[76] Berek J S, Renz M, Kehoe S, et al. Cancer of the ovary, fallopian tube, and peritoneum: 2021 update[J]. International Journal of Gynecology and Obstetrics, 2021, 155: 61-85.

[77] Koskas M, Amant F, Mirza M R, et al. Cancer of the corpus uteri: 2021 update[J]. International Journal of Gynecology and Obstetrics, 2021, 155: 45–60.

[78] Parra–Lara L G, Mendoza–Urbano D M, Zambrano Á R, et al. Methods and implementation of a Hospital–Based Cancer Registry in a major city in a low–to middle–income country: the case of Cali, Colombia[J]. Cancer Causes and Control, 2022, 33(3): 381–392.

[79] Okuyama A, Tsukada Y, Higashi T. Coverage of the hospital–based cancer registries and the designated cancer care hospitals in Japan[J]. Japanese Journal of Clinical Oncology, 2021, 51(6): 992–998.

[80] Jedy–Agba E E, Curado M P, Oga E, et al. The role of hospital–based cancer registries in low and middle income countries——The Nigerian Case Study[J]. Cancer Epidemiology, 2012, 36(5): 430–435.

[81] Mohammadzadeh Z, Ghazisaeedi M, Nahvijou A, et al. Systematic review of hospital based cancer registries (HBCRs): necessary tool to improve quality of care in cancer patients[J]. Asian PacificJournal of Cancer Prevention, 2017, 18(8): 2027.

[82] Howard S C, Bustos A, Carrato A. Use of hospital–based cancer registries to evaluate the quality of cancer care: A survey to the international community of oncologists[J]. Journal of Clinical Oncology, 2010, 28(15suppl): e16531–e16531.

[83] Navarro C, Martos C, Ardanaz E, et al. Population–based cancer registries in Spain and their role in cancer control[J]. Annals of Oncology, 2010, 21: iii3–iii13.

[84] Chen J G, Chen H Z, Zhu J, et al. Cancer survival in patients from a hospital–based cancer registry, China[J]. Journal of Cancer, 2018, 9(5): 851.

[85] Miguel F, Bento M J, De Lacerda G F, et al. A hospital–based cancer registry in Luanda, Angola: the Instituto Angolano de Controlo do Cancer (IACC) Cancer registry[J]. Infectious agents and cancer, 2019, 14(1): 1–9.

[86] Rajaram S, Bhaskaran S, Sinha S, et al. Role of hospital–based cancer registries: a decade of experience of cancer cervix from a tertiary care centre, India[J]. Indian Journal of Community Medicine: Official Publication of Indian Association of Preventive and Social Medicine, 2014, 39(4): 241.

[87] Jedy–Agba E E, Oga E A, Odutola M, et al. Developing national cancer registration in developing countries——case study of the Nigerian national system of cancer registries[J]. Frontiers in Public Health, 2015, 3: 186.

[88] McDiarmid M A, Bonanni R, Finocchiaro M. Poor agreement of occupational data between a hospital–based cancer registry and interview[J]. Journal of Occupational Medicine, 1991: 726–729.

[89] Samaila M O, Ayeni E I, Ahmed S A. Cancer pattern in a hospital−based registry[J]. Archives of International Surgery, 2015, 5(2): 57.

[90] Eastman P. Bringing Cancer Registries into the 21st Century: A Tale of Three Countries[J]. Oncology Times, 2006, 28(15): 6−9.

附录 1 肿瘤登记信息表

附录 1.1 肺癌信息登记表

登记号码 |_|_|_|_|_|_|_|_|_|_|_|_|_|_|_|_|_|_|
（年份 2 位、重庆 2 位、区县 2 位、街道 2 位、医院 3 位、序号 6 位）

姓名：_____ 病案号：_____

身份证：|_|_|_|_|_|_|_|_|_|_|_|_|_|_|_|_|_|_|

出生日期：|_|_|_|_|_|_|_|_|

手机：_____

联系人 1：_____ 联系人 1 电话：_____

联系人 2：_____ 联系人 2 电话：_____

工作单位及地址：_____

家庭住址：_____ 省 _____ 市 _____ 区 / 县
_____（街道门牌号）

医保类型（可多选）|___||___||___|
　1= 城镇职工基本医保　2= 城镇居民医保　3= 新农合
　4= 商业医疗保险　5= 自费　888= 其他，_____

1. 基本情况

1.1 性别 |___|　1= 男　2= 女

1.2 婚姻 |___|
　1= 未婚　2= 在婚　3= 丧偶　4= 离婚

1.3 民族 |___|
　1= 汉族　2= 壮族　3= 回族　4= 维吾尔族　5= 满族
　6= 土家族　888= 其他，_____

1.4 学历 |___|
　1= 研究生　2= 大学本科　3= 大学专科
　4= 中等职业教育　5= 普通高中　6= 初中　7= 小学
　8= 未正规上过学　888= 其他，_____

1.5 职业 |___|
　1= 国家公务员　2= 专业技术人员　3= 职员
　4= 企业管理人员　5= 工人　6= 农民　7= 学生
　8= 现役军人　9= 自由职业者　10= 个体经营者
　11= 无业人员　12= 退（离）休人员　888= 其他，_____

1.6 血型（可多选）|___||___|
　1=A 型　2=B 型　3=O 型　4=AB 型
　5=Rh 阴性　6=Rh 阳性

2. 诊断信息

2.1 发病日期：_____ 年 _____ 月 _____ 日

2.2 入院日期：_____ 年 _____ 月 _____ 日

2.3 出院日期：_____ 年 _____ 月 _____ 日

2.4 出院主要诊断：_____ 疾病编码 _____

2.5 出院其他诊断 1：_____ 疾病编码 _____

2.6 出院其他诊断 2：_____ 疾病编码 _____

2.7 出院其他诊断 3：_____ 疾病编码 _____

2.8 是否为新发肿瘤 |___|　0= 否　1= 是

2.9 是否为原发肿瘤 |___|
　0= 否，非原发肿瘤
　1= 是，|___|　1= 原发单一肿瘤　2= 多原发肿瘤

2.10 诊断依据 |___|
　1= 临床诊断
　2= 临床检查（如：X 线、CT、超声、PETCT、ECT、MRI、内镜）
　3= 特异性肿瘤标志物（生化、免疫、肿瘤标志物）
　4= 细胞学检查
　5= 转移灶的组织学检查
　6= 原发肿瘤的组织学检查

2.11 肿瘤部位（可多选）|___||___||___|
　1= 左肺上部　2= 左肺下部　3= 右肺上部
　4= 右肺中部　5= 右肺下部　6= 双肺
　7= 跨叶裂生长的肿瘤　8= 气管肿瘤　9= 原发部位不详

2.12 分期
2.12.1 TNM 分期 |___|
　0= 无（跳转 2.12.4）1= 有
2.12.2 TNM 分期情况
　T 分期 |___|
　　0=TX
　　1=T0
　　2=Tis
　　3=T1，具体为 |___| 1=T1a 2=T1b 3=T1c 999= 不详
　　4=T2，具体为 |___| 1=T2a 2=T2b 999= 不详
　　5=T3
　　6=T4
　N 分期 |___|
　　0=NX　1=N0　2=N1　3=N2　4=N3　999= 不详
　M 分期 |___|
　　0=M0
　　1=M1，具体为 |___| 1=M1a 2=M1b 3=M1c 999= 不详

2.12.3 临床分期 |＿＿|

0=0 期

1=I 期，具体为 |＿＿|

　1=IA，具体为 |＿＿| 1=IA1 2=IA2 3=IA3 999= 不详

　2=IB　999= 不详

2= Ⅱ期，具体为 |＿＿| 1=IIA 2=IIB　999= 不详

3=III 期，具体为 |＿＿| 1=IIIA 2=IIIB 3=IIIC　999= 不详

4=IV 期

2.12.4 若无明确分期，请填写以下内容：

肿瘤最大直径：_____cm

肿瘤是否侵犯胸膜 |＿＿| 0= 否　1= 是，脏层胸膜

2= 是，壁层胸膜

是否有脉管癌栓 |＿＿| 0= 否　1= 是

淋巴结转移部位：_____

淋巴结转移个数：_____

是否有远处器官转移 |＿＿| 0= 否　1= 是

如果有，转移器官为 _____

2.12.5 ICD–O–3 编码

解剖学 C_____

形态学 N_____

行为 _____

分级 _____

2.13 病理类型（可多选）|＿＿||＿＿||＿＿|

1= 腺癌　　　2= 鳞癌　　　3= 腺鳞癌

4= 小细胞癌 5= 大细胞神经内分泌癌

6= 肉瘤样癌 7= 大细胞癌 8= 涎腺型癌

9= 典型类癌 10= 非典型类癌

11= 肺母细胞瘤　　888= 其他，（_____）

2.13.1 若为腺癌，请填写具体类型（可多选）

|＿＿||＿＿||＿＿|

1= 腺泡型　2= 贴壁型　3= 乳头型　4= 微乳头型

5= 实性型　888= 其他，_____

2.14 确诊时肿瘤标志物及基因检测情况

标志物	是否检测 （0= 否，1= 是）	检测结果 （0= 阴性，1= 阳性）
CEA	|＿＿|	|＿＿|
SSC–Ag	|＿＿|	|＿＿|
TPA	|＿＿|	|＿＿|
CYFRA 21–1	|＿＿|	|＿＿|
ProGRP	|＿＿|	|＿＿|
NSE	|＿＿|	|＿＿|
CA125	|＿＿|	|＿＿|
CRP	|＿＿|	|＿＿|
EGFR 突变	|＿＿|	|＿＿|
ALK 融合	|＿＿|	|＿＿|
ROS1 融合	|＿＿|	|＿＿|
BRAF V600E 突变	|＿＿|	|＿＿|
NTRK 融合	|＿＿|	|＿＿|
PD–L1	|＿＿|	|＿＿|
肿瘤突变负荷（TMB）	|＿＿|	|＿＿|
MET 扩增	|＿＿|	|＿＿|
MET14 外显子跳突	|＿＿|	|＿＿|
RET 融合	|＿＿|	|＿＿|

3. 治疗情况

3.1 治疗项目（可多选）|＿＿||＿＿||＿＿|

0= 未接受治疗（跳转至 4）1= 手术治疗（填写 3.2）

2= 化学治疗（填写 3.3）　3= 放射治疗（填写 3.4）

4= 靶向治疗（填写 3.5）　5= 免疫治疗（填写 3.6）

6= 热疗（填写 3.7）7= 内分泌治疗　8= 中医治疗

9= 介入治疗（填写 3.8）10= 止痛治疗

888= 其他，_____

3.2 手术方式（可多选）|＿＿||＿＿||＿＿|

0= 肺叶切除术 1= 系统性淋巴结清扫

2= 肺段切除术 3= 肺楔形切除术

4= 开胸手术　　5= 胸腔镜微创手术

6= 全肺切除　　7= 联合肺叶切除

888= 其他，_____

3.3 化疗

3.3.1 化疗时间：_____ 年 ___ 月 ___ 日

3.3.2 化疗方式 |＿＿|

1= 术前 2= 术后 3= 与放疗同步 4= 单纯化疗

3.3.3 化疗方案（可多选）|＿＿||＿＿||＿＿|

1= 顺铂 / 卡铂 / 奈达铂 / 洛铂 + 依托泊苷

2= 顺铂 / 卡铂 / 奈达铂 + 紫杉醇

3= 顺铂 / 卡铂 / 奈达铂 + 多西他赛

4= 顺铂 / 卡铂 / 奈达铂 + 培美曲塞

5= 顺铂 / 卡铂 / 奈达铂 + 吉西他滨

6= 顺铂 / 卡铂 / 奈达铂 + 长春瑞滨

7= 吉西他滨 + 多西他赛

8= 依托泊苷

9= 伊立替康

10= 吉西他滨

11= 紫杉醇

12= 长春瑞滨

13= 多西他赛

14= 培美曲塞

888= 其他，_____

3.3.4 化疗疗程 |＿＿|

1=1~10，|＿＿| 疗程（1~10 的具体数字）

2=10 疗程以上

3.4 放疗

3.4.1 是否为首程放疗 |＿＿|

0= 否，再程　1= 是，首程

3.4.2 放疗时间：_____ 年 ___ 月 ___ 日

3.4.3 放疗方式 |＿＿|

1= 术前同步放化疗　　　2= 术前放疗

3= 术后同步放化疗　　　4= 术后放疗

5= 近距离放疗　　　　　6= 术中放疗

7= 根治性放化疗　　　　8= 根治性放疗

9= 姑息性放化疗　　　　10= 姑息性放疗

888= 其他，_____

3.4.4 放疗技术 |＿＿|

1= 三维适形放疗 2= 适形调强放疗

3= 立体定向放疗 4= 放射性粒子植入

5= 质子重离子　888= 其他，_____

3.4.5 放疗类别 |___|
1= 外放疗　2= 腔内放疗　3= 外放疗 + 腔内放疗
4= 组织间放疗　5= 放疗 + 热疗　888= 其他，_____

3.5 靶向治疗
3.5.1 治疗时间：_____ 年 ____ 月 ___ 日
3.5.2 靶向药物（可多选）|___||___|
1= 吉非替尼　2= 厄洛替尼　3= 埃克替尼
4= 阿法替尼　5= 达可替尼　6= 奥希替尼
7= 阿来替尼　8= 克唑替尼　9= 安罗替尼
10= 达拉非尼　11= 曲美替尼　12= 恩曲替尼
13= 贝伐珠单抗　888= 其他，_____

3.6 免疫治疗
3.6.1 治疗时间：_____ 年 ____ 月 ___ 日
3.6.2 免疫治疗药物（可多选）|___||___|
1= 帕博利珠单抗　2= 卡瑞利珠单抗　3= 替雷利珠单抗
4= 信迪利单抗注射液　888= 其他，_____

3.7 热疗
3.7.1 热疗时间：_____ 年 ____ 月 ___ 日
3.7.2 热疗方式 |___|
1= 中医蒸煮疗法　2= 远红外物理热疗
3= 中医汽浴疗　4= 药透疗法
5= 热雾疗法　　6= 深度热疗
7= 热灌注化疗　888= 其他，_____

3.8 介入治疗
3.8.1 介入时间：_____ 年 ____ 月 ___ 日
3.8.2 介入方式 |___|
1= 射频消融　　2= 放射性粒子植入
3= 动脉灌注化疗　4= 动脉栓塞
888= 其他，_____

3.9 治疗效果 |___|
0= 完全缓解（CR）　　1= 部分缓解（PR）
2= 疾病稳定（NC/SD）　3= 疾病进展（PD）

4. 随访信息

4.1 身高：_____ 厘米

4.2 体重：_____ 公斤

4.3 您是否吸烟 |___|
0= 从不吸烟
1= 是，目前仍在吸烟，
　 每天吸烟数量（支）|___|，吸烟年数 |___|
2= 曾经吸烟，现已戒烟，
　 吸烟年数 |___|，戒烟年数 |___|

4.4 您是否与吸烟的家人共同生活超过20年 |___|
0= 否（跳转至4.5）1= 是
4.4.1 该家人平均每天吸烟 |___| 支
4.4.2 该家人共吸烟 |___| 年
4.4.3 该家人目前是否戒烟 |___|
0= 否（跳转至4.5）1= 是
4.4.3.1 该家人是否戒烟超过15年 |___|
0= 否　　1= 是

4.5 您是否与吸烟的同事同室工作超过20年 |___|
0= 否　　1= 是

4.6 您是否饮酒 |___| 0= 否（跳转至4.7）1= 是
4.6.1 饮酒情况

种类	0= 否 1= 是	每天饮酒量	饮酒年限
啤酒	|___|	|___||___||___| 毫升 / 天	|___||___| 年
低度白酒 <40 度	|___|	|___||___| 两 / 天	|___||___| 年
高度白酒 ≥ 40 度	|___|	|___||___| 两 / 天	|___||___| 年
葡萄酒	|___|	|___||___| 毫升 / 天	|___||___| 年
黄酒	|___|	|___||___| 毫升 / 天	|___||___| 年
米酒	|___|	|___||___| 两 / 天	|___||___| 年

说明：啤酒 750 毫升相当于一两白酒；葡萄酒或黄酒（200 毫升）相当于一两白酒

4.7 您是否患有慢性呼吸系统疾病 |___|
0= 无（跳转至4.8）1= 有
4.7.1 如果有相关疾病史，具体为（填下列序号，可多选）
|___||___||___||___|
1= 慢性阻塞性肺疾病　2= 肺结核　3= 哮喘
4= 肺气肿　5= 矽肺或尘肺　6= 气管、支气管炎
888= 其他，_____

4.8 您是否与有害物质职业接触（1年及以上）|___|
0= 否（跳转至4.9）1= 是
4.8.1 职业接触何种有害物质（可多选）|___||___||___||___|
1= 石棉　　2= 氨、铍、铀、镉、镍、硅、矽等
3= 柴油废气　4= 煤烟和煤烟灰
5= 电离辐射　888= 其他，_____

4.9 您的直系亲属中是否有人曾患癌症 |___|
0= 否（跳转至4.10）1= 是
4.9.1 恶性肿瘤家族史

亲属关系	肿瘤名称	发病年龄
|___||___|	|___||___||___||___|	|___||___|
|___||___|	|___||___||___||___|	|___||___|
|___||___|	|___||___||___||___|	|___||___|
|___||___|	|___||___||___||___|	|___||___|
|___||___|	|___||___||___||___|	|___||___|

一级亲属：01= 母亲 02= 父亲 03= 姐妹 04= 兄弟 05= 子女
二级亲属：06= 祖父母 07= 外祖父母 08= 叔伯姑 09= 舅姨
三级亲属：10= 堂兄弟姐妹 11= 表兄弟姐妹 888= 其他

4.10 随访日期：_____ 年 ____ 月 ____ 日

4.11 接触状态 |___|
1= 存活（跳转至5）2= 死亡　3= 失访（跳转至4.14）

4.12 死亡日期：_____ 年 ____ 月 ____ 日

4.13 死亡原因 |___|　　0= 非肿瘤　1= 肿瘤

4.14 失访原因 |___|
　1= 拒访　2= 搬迁　3= 失联　4= 查无此人
888= 其他，_____

5. 住院费用清单

项目	内容
总诊治费用	
床位费	
诊查费	
检查费	
治疗费	
手术费	
化验费	
护理费	
药品费	
其他费用	

附录 1.2　肝癌信息登记表

登记号码 |＿|＿|＿|＿|＿|＿|＿|＿|＿|＿|＿|＿|＿|＿|＿|＿|＿|
（年份 2 位、重庆 2 位、区县 2 位、街道 2 位、医院 3 位、序号 6 位）

姓名：＿＿＿＿＿＿＿＿　病案号：＿＿＿＿＿＿＿＿

身份证：|＿|＿|＿|＿|＿|＿|＿|＿|＿|＿|＿|＿|＿|＿|＿|＿|＿|＿|

出生日期：|＿|＿|＿|＿|＿|＿|＿|＿|

手机：＿＿＿＿＿＿＿＿＿＿＿＿＿＿＿

联系人 1：＿＿＿＿＿＿＿　联系人 1 电话：＿＿＿＿＿＿

联系人 2：＿＿＿＿＿＿＿　联系人 2 电话：＿＿＿＿＿＿

工作单位及地址：＿＿＿＿＿＿＿＿＿＿＿＿

家庭住址：＿＿＿＿＿省＿＿＿＿＿市＿＿＿＿区／县
＿＿＿＿＿＿＿＿＿＿（街道门牌号）

医保类型（可多选）|＿||＿||＿|
1= 城镇职工基本医保　2= 城镇居民医保　3= 新农合
4= 商业医疗保险　5= 自费　888= 其他，＿＿＿

1. 基本情况

1.1 性别 |＿|　1= 男　2= 女

1.2 婚姻 |＿|
1= 未婚　2= 在婚　3= 丧偶　4 = 离婚

1.3 民族 |＿|
1= 汉族　2= 壮族　3= 回族　4= 维吾尔族　5= 满族
6= 土家族　888= 其他，＿＿＿

1.4 学历 |＿|
1= 研究生　2= 大学本科　3= 大学专科
4= 中等职业教育　5= 普通高中　6= 初中　7= 小学
8= 未正规上过学　888= 其他，＿＿＿

1.5 职业 |＿|
1= 国家公务员　2= 专业技术人员　3= 职员
4= 企业管理人员　5= 工人　6= 农民　7= 学生
8= 现役军人　9= 自由职业者　10= 个体经营者
11= 无业人员 12= 退（离）休人员 888= 其他，＿＿＿

1.6 血型（可多选）|＿||＿|
1=A 型　2=B 型　3=O 型　4=AB 型
5=Rh 阴性 6=Rh 阳性

2. 诊断信息

2.1 发病日期：＿＿＿＿年＿＿＿月＿＿＿日

2.2 入院日期：＿＿＿＿年＿＿＿月＿＿＿日

2.3 出院日期：＿＿＿＿年＿＿＿月＿＿＿日

2.4 出院主要诊断：＿＿＿＿＿疾病编码＿＿＿＿＿

2.5 出院其他诊断 1：＿＿＿＿＿疾病编码＿＿＿＿＿

2.6 出院其他诊断 2：＿＿＿＿＿疾病编码＿＿＿＿＿

2.7 出院其他诊断 3：＿＿＿＿＿疾病编码＿＿＿＿＿

2.8 是否为新发肿瘤 |＿|　0= 否　1= 是

2.9 是否为原发肿瘤 |＿|
0= 否，非原发肿瘤
1= 是，|＿| 1= 原发单一肿瘤　2= 多原发肿瘤

2.10 诊断依据 |＿|
1= 临床诊断
2= 临床检查（如：X 线、CT、超声、PETCT、ECT、MRI、内镜）
3= 特异性肿瘤标志物（生化、免疫、肿瘤标志物）
4= 细胞学检查
5= 转移灶的组织学检查
6= 原发肿瘤的组织学检查

2.11 肿瘤部位（可多选）|＿||＿||＿|
1= 左肝　2= 右肝
3= 肝段（I-VIII 段），具体为 |＿|
　1=I 段　2=II 段　3=III 段　4=IV 段　5=V 段
　6=VI 段　7=VII 段　8=VIII 段
　9= 原发部位不详
888= 其他，＿＿＿

2.12 分期
2.12.1 肝癌分期标准 |＿|
1= 巴塞罗那肝癌分期（填写 2.12.2）
2= 中国肝癌分期（填写 2.12.3）
3= 两者均有（填写 2.12.2 和 2.12.3）
2.12.2 巴塞罗那肝癌分期（BCLC）|＿|
0=0 期　1=A 期　2=B 期　3=C 期　4=D 期
2.12.3 中国肝癌分期（CNLC）|＿|
1=I 期，具体为 |＿| 1=Ia　　2=Ib 999= 不详
2=II 期，具体为 |＿| 1=IIa　2=IIb　999= 不详
3=III 期，具体为 |＿| 1=IIIa　2=IIIb　999= 不详
4=IV 期
2.12.4 临床分期 |＿|
1=I 期
2=II 期
3=III 期，具体为 |＿| 1=IIIA　2=IIIB　3=IIIC　999= 不详
4=IV 期，具体为 |＿| 1=IVA　2=IVB　999= 不详
2.12.5 若无明确分期，请填写以下内容：
肿瘤最大直径：＿＿＿＿＿＿＿cm
是否有肿瘤微血管侵犯 MVI |＿| 0= 否　1= 是
是否有卫星结节 |＿|　0= 否　1= 是
淋巴结转移部位：＿＿＿＿＿＿＿
淋巴结转移个数：＿＿＿＿＿
是否有远处器官转移 |＿|　0= 否　1= 是
如果有，转移器官为＿＿＿＿＿＿＿

2.12.6 ICD-O-3 编码
  解剖学 C_____
  形态学 N_____
  行为 _____
  分级 _____

2.13 病理类型（可多选）|___||___||___|
  1= 结节型 2= 巨块型 3= 弥漫型 4= 肝细胞癌
  5= 胆管细胞癌
  6= 混合型肝细胞 –（胆管细胞癌、肝细胞癌）
  7= 未分化癌 8= 肝母细胞瘤
  888= 其他，_____

2.14 乙肝指标检测 |___|
  0= 未检测 1= 检测
2.14.1 乙肝指标检测情况 |___|

检测项	检测结果（0= 阴性，1= 阳性）
HBsAg	|___|
HBsAb	|___|
HBeAg	|___|
HBeAb	|___|
HBcAb	|___|
HBV-DNA	|___|IU/mL（填写具体数值）

2.15 肿瘤标志物及基因检测情况

标志物	是否检测（0= 否，1= 是）	检测结果（0= 阴性，1= 阳性）
CEA	|___|	|___|
AFP	|___|	|___|
CA199	|___|	|___|
AFP L1	|___|	|___|
AFP L2	|___|	|___|
AFP L3	|___|	|___|
PVIKA II	|___|	|___|

3. 治疗情况

3.1 治疗项目（可多选）|___||___||___|
  0= 未接受治疗（跳转至 4）1= 手术治疗（填写 3.2）
  2= 化学治疗（填写 3.3） 3= 放射治疗（填写 3.4）
  4= 靶向治疗（填写 3.5） 5= 免疫治疗（填写 3.6）
  6= 内分泌治疗 7= 中医治疗
  8= 介入治疗（填写 3.7） 9= 止痛治疗
  888= 其他，_____

3.2 手术方式（可多选）|___||___||___|
  0= 腹腔镜肝切除术 1= 开腹肝脏切除术
  2= 肝叶切除术 3= 肝脏移植
  4= 肝叶切除术（肝段 I-VIII），具体为 |___|
  1=I 段 2=II 段 3=III 段 4=IV 段
  5=V 段 6=VI 段 7=VII 段 8=VIII 段
  888= 其他，_____

3.3 化疗
3.3.1 化疗时间：_____ 年 ____ 月 ____ 日
3.3.2 化疗方式 |___|
  1= 术前 2= 术后 3= 与放疗同步 4= 单纯化疗
3.3.3 化疗方案（可多选）|___||___||___|
  1= 奥沙利铂 + 亚叶酸钙 +5- 氟尿嘧啶
  2= 奥沙利铂 + 卡培他滨 3= 亚砷酸
  888= 其他，_____
3.3.4 化疗疗程 |___|
  1=1~10，|___|疗程（1~10 的具体数字）
  2=10 疗程以上

3.4 放疗
3.4.1 是否为首程放疗 |___|
  0= 否，再程 1= 是，首程
3.4.2 放疗时间 _____ 年 ____ 月 ____ 日
3.4.3 放疗方式 |___|
  1= 术前同步放化疗 2= 术前放疗
  3= 术后同步放化疗 4= 术后放疗
  5= 近距离放疗 6= 术中放疗
  7= 根治性放化疗 8= 根治性放疗
  9= 姑息性放化疗 10= 姑息性放疗
  888= 其他，_____
3.4.4 放疗技术 |___|
  1= 三维适形放疗 2= 适形调强放疗
  3= 立体定向放疗 4= 放射性粒子植入
  5= 质子重离子 888= 其他，_____
3.4.5 放疗类别 |___|
  1= 外放疗 2= 腔内放疗 3= 外放疗 + 腔内放疗
  4= 组织间放疗 5= 放疗 + 热疗 888= 其他，_____

3.5 靶向治疗
3.5.1 治疗时间：_____ 年 ____ 月 ____ 日
3.5.2 靶向药物（可多选）|___||___||___|
  1= 索拉非尼 2= 仑伐替尼 3= 瑞戈非尼 4= 多纳非尼
  5= 阿帕替尼 6= 卡博替尼 7= 雷莫芦单抗

3.6 免疫治疗
3.6.1 治疗时间：_____ 年 ____ 月 ____ 日
3.6.2 免疫治疗药物（可多选）|___||___||___|
  1= 帕博利珠单抗 2= 纳武利尤单抗
  3= 阿替利珠单抗 4= 卡瑞利珠单抗
  888= 其他，_____

3.7 介入治疗
3.7.1 介入时间：_____ 年 ____ 月 ____ 日
3.7.2 介入方式 |___|
  1= 射频消融 2= 放射性粒子植入
  3= 动脉灌注化疗 4= 动脉栓塞
  888= 其他，_____

3.8 治疗效果 |___|
  0= 完全缓解（CR）
  1= 部分缓解（PR）
  2= 疾病稳定（NC/SD）
  3= 疾病进展（PD）

	4. 患者随访信息

4.1 身高：_____ 厘米

4.2 体重：_____ 公斤

4.3 您是否吸烟 |__|
0= 从不吸烟
1= 是，目前仍在吸烟，
　　每天吸烟数量（支）|__|，吸烟年数 |__|
2= 曾经吸烟，现已戒烟，
　　吸烟年数 |__|，戒烟年数 |__|

4.4 您是否与吸烟的家人共同生活超过 20 年 |__|
0= 否（跳转至 4.5） 1= 是

4.4.1 该家人平均每天吸烟 |__| 支
4.4.2 该家人共吸烟 |__| 年
4.4.3 该家人目前是否戒烟 |__|
0= 否（跳转至 4.5） 1= 是
4.4.3.1 该家人是否戒烟超过 15 年 |__|
0= 否　 1= 是

4.5 您是否与吸烟的同事同室工作超过 20 年 |__|
0= 否　 1= 是

4.6 您是否饮酒 |__|
0= 否（跳转至 4.7） 1= 是
4.6.1 饮酒情况

种类	0= 否 1= 是	每天饮酒量	饮酒年限
啤酒	|__|	|__||__||__| 毫升 / 天	|__||__| 年
低度白酒 <40 度	|__|	|__||__| 两 / 天	|__||__| 年
高度白酒 ≥ 40 度	|__|	|__||__| 两 / 天	|__||__| 年
葡萄酒	|__|	|__||__| 毫升 / 天	|__||__| 年
黄酒	|__|	|__||__| 毫升 / 天	|__||__| 年
米酒	|__|	|__||__| 两 / 天	|__||__| 年

说明：啤酒 750 毫升相当于一两白酒；葡萄酒或黄酒（200 毫升）相当于一两白酒

4.7 您是否曾患有肝脏疾病 |__|
0= 无（跳转至 4.8） 1= 有
4.7.1 如果有相关疾病史，具体为（填下列序号，可多选）
|__||__||__|
1= 肝硬化
2= 病毒性肝炎
3= 酒精性脂肪肝炎
4= 非酒精性脂肪性肝炎　 888= 其他，_____

4.8 您的直系亲属中是否有人曾患癌症 |__|
0= 否（跳转至 4.9） 1= 是
4.8.1 恶性肿瘤家族史

亲属关系	肿瘤名称	发病年龄
|__||__|	|__||__||__||__|	|__||__|
|__||__|	|__||__||__||__|	|__||__|
|__||__|	|__||__||__||__|	|__||__|
|__||__|	|__||__||__||__|	|__||__|
|__||__|	|__||__||__||__|	|__||__|

一级亲属：01= 母亲 02= 父亲 03= 姐妹 04= 兄弟 05= 子女
二级亲属：06= 祖父母 07= 外祖父母 08= 叔伯姑 09= 舅姨
三级亲属：10= 堂兄弟姐妹 11= 表兄弟姐妹 888= 其他

4.9 随访日期：____ 年 ____ 月 ____ 日

4.10 接触状态 |__|
1= 存活（跳转至 5）2= 死亡 3= 失访（跳转至 4.13）

4.11 死亡日期：____ 年 ____ 月 ____ 日

4.12 死亡原因 |__| 0= 非肿瘤 1= 肿瘤

4.13 失访原因 |__|
1= 拒访 2= 搬迁 3= 失联 4= 查无此人
888= 其他，_____

	5. 住院费用清单

项目	内容
总诊治费用	
床位费	
诊查费	
检查费	
治疗费	
手术费	
化验费	
护理费	
药品费	
其他费用	

附录 1.3 结直肠癌信息登记表

登记号码 |_|_|_|_|_|_|_|_|_|_|_|_|_|_|_|_|
（年份 2 位、重庆 2 位、区县 2 位、街道 2 位、医院 3 位、序号 6 位）

姓名：_____ 病案号：_____

身份证：|_|_|_|_|_|_|_|_|_|_|_|_|_|_|_|_|_|_|

出生日期：|_|_|_|_|_|_|_|_|

手机：_____

联系人 1：_____ 联系人 1 电话：_____

联系人 2：_____ 联系人 2 电话：_____

工作单位及地址：_____

家庭住址：_____ 省 _____ 市 _____ 区/县
_____（街道门牌号）

医保类型（可多选）|_|_|_|_|
　1= 城镇职工基本医保　2= 城镇居民医保　3= 新农合
　4= 商业医疗保险　5= 自费　　888= 其他，_____

1. 基本情况

1.1 性别 |_|　1= 男　2= 女

1.2 婚姻 |_|
　1= 未婚　2= 在婚　3= 丧偶　4= 离婚

1.3 民族 |_|
　1= 汉族　2= 壮族　3= 回族　4= 维吾尔族　5= 满族
　6= 土家族　888= 其他，_____

1.4 学历 |_|
　1= 研究生　2= 大学本科　3= 大学专科
　4= 中等职业教育　5= 普通高中　6= 初中　7= 小学
　8= 未正规上过学　888= 其他，_____

1.5 职业 |_|
　1= 国家公务员　2= 专业技术人员　3= 职员
　4= 企业管理人员　5= 工人　6= 农民　7= 学生
　8= 现役军人　9= 自由职业者　10= 个体经营者
　11= 无业人员　12= 退（离）休人员　888= 其他，_____

1.6 血型（可多选）|_|_|_|
　1=A 型　2=B 型　3=O 型　4=AB 型
　5=Rh 阴性　6=Rh 阳性

2. 诊断信息

2.1 发病日期：_____ 年 _____ 月 _____ 日

2.2 入院日期：_____ 年 _____ 月 _____ 日

2.3 出院日期：_____ 年 _____ 月 _____ 日

2.4 出院主要诊断：_____ 疾病编码 _____

2.5 出院其他诊断 1：_____ 疾病编码 _____

2.6 出院其他诊断 2：_____ 疾病编码 _____

2.7 出院其他诊断 3：_____ 疾病编码 _____

2.8 是否为新发肿瘤 |_|　　0= 否　1= 是

2.9 是否为原发肿瘤 |_|
　0= 否，非原发肿瘤
　1= 是，|_|　1= 原发单一肿瘤　2= 多原发肿瘤

2.10 诊断依据 |_|
　1= 临床诊断
v 2= 临床检查（如：X 线、CT、超声、PETCT、ECT、MRI、内镜）
　3= 特异性肿瘤标志物（生化、免疫、肿瘤标志物）
　4= 细胞学检查
　5= 转移灶的组织学检查
　6= 原发肿瘤的组织学检查

2.11 肿瘤部位（可多选）|_|_|_|
　1= 乙状结肠　1.1 乙状结肠上段
　　　　　　　1.2 乙状结肠中段
　　　　　　　1.3 乙状结肠下段
　2= 直肠
　3= 降结肠
　4= 横结肠
　5= 升半结肠
　6= 阑尾
　7= 肛管
　9= 原发部位不详
　888= 其他，_____

2.12 分期

2.12.1 TNM 分期 |_|
　0= 无（跳转至 2.12.4）1= 有
2.12.2 TNM 分期情况
　T 分期 |_|
　　0=TX　1=T0　2=Tis　3=T1　4=T2　5=T3
　　6=T4，具体为 |_|　1=T4a　2=T4b　999= 不详
　N 分期 |_|
　　0=NX
　　1=N0
　　2=N1，具体为 |_|　1=N1a　2=N1b　3=N1c　999= 不详
　　3=N2，具体为 |_|　1=N2a　2=N2b　999= 不详
　M 分期 |_|
　　0=M0
　　1=M1，具体为 |_|　1=M1a　2=M1b　3=M1c　999= 不详
2.12.3 临床分期 |_|
　　0=0 期
　　1=I 期
　　2=II 期，具体为 |_|　1=IIA　2=IIB　3=IIC　999= 不详
　　3=III 期，具体为 |_|　1=IIIA　2=IIIB　3=IIIC　999= 不详
　　4=IV 期，具体为 |_|　1=IVA　2=IVB　999= 不详

2.12.4 若无明确分期，请填写以下内容：

肿瘤最大直径：_____cm

是否有脉管癌栓 |__| 0= 否 1= 是

淋巴结转移部位：_____

淋巴结转移个数：_____

是否有远处器官转移 |__| 0= 否 1= 是

如果有，转移器官为 _____

2.12.5 ICD–O–3 编码

解剖学 C_____

形态学 N_____

行为 _____

分级 _____

2.13 病理类型（可多选）|__||__||__|

1= 腺癌 2= 黏液腺癌 3= 印戒细胞癌 4= 髓样腺癌

5= 锯齿状腺癌 6= 微乳头状癌 7= 神经内分泌肿瘤

8= 腺鳞癌 9= 鳞癌 10= 未分化癌 11= 神经内分泌癌

888= 其他，_____

2.14 肿瘤标志物及基因检测情况

标志物	是否检测 （0= 否， 1= 是）	检测结果 （0= 阴性， 1= 阳性）
CEA	|__|	|__|
CA199	|__|	|__|
RAS 突变	|__|	|__|
BRAF 突变	|__|	|__|
错配修复蛋白表达缺失（dMMR）	|__|	|__|
MLH1	|__|	|__|
PMS2	|__|	|__|
MSH2	|__|	|__|
MSH6	|__|	|__|
高度微卫星不稳定（MSI–H）	|__|	|__|
PD–L1	|__|	|__|
TPS	|__|	|__|
UGT1A1*28	|__|	|__|
UGT1A1*6	|__|	|__|

3. 治疗情况

3.1 治疗项目（可多选）|__||__||__|

0= 未接受治疗（跳转至 4）

1= 手术治疗（填写 3.2）

2= 化学治疗（填写 3.3）

3= 放射治疗（填写 3.4）

4= 靶向治疗（填写 3.5）

5= 免疫治疗（填写 3.6）

6= 内分泌治疗

7= 中医治疗

8= 介入治疗

9= 止痛治疗

888= 其他，_____

3.2 手术方式（可多选）|__||__||__|

1= 腹腔镜右半结肠癌根治术

2= 腹腔镜横结肠癌根治术

3= 腹腔镜左半结肠癌根治术

4= 腹腔镜乙状结肠癌根治术

5= 腹腔镜直肠癌根治术（前切除）

6= 腹腔镜结直肠癌根治术（腹会阴联合）

7= 腹腔镜结直肠癌根治术（远端封闭近端造瘘）

8= 早期结直肠癌 ESD/EMR

9= 开腹右半结肠癌根治术

10= 开腹横结肠癌根治术

11= 开腹左半结肠癌根治术

12= 开腹乙状结肠癌根治术

13= 开腹直肠癌根治术（前切除）

14= 开腹直肠癌根治术（腹会阴联合）

15= 开腹直肠癌根治术（远端封闭近端造瘘）

16= 结肠造瘘

17= 转移灶切除

18= 直肠癌经肛切除

888= 其他，_____

3.3 化疗

3.3.1 化疗时间：_____ 年 ____ 月 ____ 日

3.3.2 化疗方式 |__|

1= 术前 2= 术后 3= 与放疗同步 4= 单纯化疗

3.3.3 化疗方案（可多选）|__||__||__|

1= 奥沙利铂 + 亚叶酸钙 +5– 氟尿嘧啶

2= 奥沙利铂 + 卡培他滨

3= 伊立替康 + 亚叶酸钙 +5– 氟尿嘧啶

4= 伊立替康 + 卡培他滨

5= 奥沙利铂 + 伊立替康 +5– 氟尿嘧啶

6= 卡培他滨

7= 伊立替康

8= 曲氟尿苷替匹嘧啶

9= 雷替曲塞

888= 其他，_____

3.3.4 化疗疗程 |__|

1=1~10，|__| 疗程（1~10 的具体数字）

2=10 疗程以上

3.4 放疗

3.4.1 是否为首程放疗 |__|

0= 否，再程 1= 是，首程

3.4.2 放疗时间：_____ 年 ____ 月 ____ 日

3.4.3 放疗方式 |__|

1= 术前同步放化疗 2= 术前放疗

3= 术后同步放化疗 4= 术后放疗

5= 近距离放疗 6= 术中放疗

7= 根治性放化疗 8= 根治性放疗

9= 姑息性放化疗 10= 姑息性放疗

888= 其他，_____

3.4.4 放疗技术 |__|

1= 三维适形放疗 2= 适形调强放疗

3= 立体定向放疗 4= 放射性粒子植入

5= 质子重离子 888= 其他，_____

3.4.5 放疗类别 |__|
1= 外放疗　2= 腔内放疗　3= 外放疗 + 腔内放疗
4= 组织间放疗　5= 放疗 + 热疗　888= 其他，_____

3.5 靶向治疗
3.5.1 治疗时间：_____ 年 ____ 月 ____ 日
3.5.2 靶向治疗药物（可多选）|__||__||__|
1= 贝伐珠单抗　2= 西妥昔单抗
3= 瑞戈菲尼　　4= 呋喹替尼
5= 维莫非尼　　6= 达拉菲尼
7= 曲美替尼　　888= 其他，_____

3.6 免疫治疗
3.6.1 治疗时间：_____ 年 ____ 月 ____ 日
3.6.2 免疫治疗药物（可多选）|__||__||__|
1= 帕博利珠单抗 2= 纳武利尤单抗 888= 其他，_____

3.7 治疗效果 |__|
0= 完全缓解（CR）　　　1= 部分缓解（PR）
2= 疾病稳定（NC/SD）　3= 疾病进展（PD）

4. 随访信息

4.1 身高：_____ 厘米

4.2 体重：_____ 公斤

4.3 您是否吸烟 |__|
0= 从不吸烟
1= 是，目前仍在吸烟，
　每天吸烟数量（支）|__|，吸烟年数 |__|
2= 曾经吸烟，现已戒烟，
　吸烟年数 |__|，戒烟年数 |__|

4.4 您是否与吸烟的家人共同生活超过 20 年 |__|
0= 否（跳转至 4.5）1= 是
4.4.1 该家人平均每天吸烟 |__| 支
4.4.2 该家人共吸烟 |__| 年
4.4.3 该家人目前是否戒烟 |__|
　0= 否（跳转至 4.5）1= 是
4.4.3.1 该家人是否戒烟超过 15 年 |__|
　0= 否　1= 是

4.5 饮食习惯

食品名称	频率	摄入量 g（周）
新鲜蔬菜	1= 每天 2= 每周 4~6 天 3= 每周 2~3 天 4= 每周 1 天及以下 |__|	|__||__||__|
新鲜水果	1= 每天 2= 每周 4~6 天 3= 每周 2~3 天 4= 每周 1 天及以下 |__|	|__||__||__|
红肉（如猪肉、牛肉、羊肉等哺乳动物的肉）	1= 每天 2= 每周 4~6 天 3= 每周 2~3 天 4= 每周 1 天及以下 |__|	|__||__||__|
加工肉类（烟熏、腌制的肉类，如腊肠、火腿）	1= 每天 2= 每周 4~6 天 3= 每周 2~3 天 4= 每周 1 天及以下 |__|	|__||__||__|
白肉（鱼肉、虾肉、鸡肉及鸭肉、植物肉等）	1= 每天 2= 每周 4~6 天 3= 每周 2~3 天 4= 每周 1 天及以下 |__|	|__||__||__|

4.5.1 您是否与吸烟的同事同室工作超过 20 年 |__|
0= 否　1= 是

4.6 您是否饮酒 |__|
0= 否（跳转至 4.7）1= 是
4.6.1 饮酒情况

种类	0= 否 1= 是	每天饮酒量	饮酒年限
啤酒	|__|	|__||__||__| 毫升 / 天	|__||__| 年
低度白酒 <40 度	|__|	|__||__| 两 / 天	|__||__| 年
高度白酒 ≥ 40 度	|__|	|__||__| 两 / 天	|__||__| 年
葡萄酒	|__|	|__||__| 毫升 / 天	|__||__| 年
黄酒	|__|	|__||__| 毫升 / 天	|__||__| 年
米酒	|__|	|__||__| 两 / 天	|__||__| 年

说明：啤酒 750 毫升相当于一两白酒；葡萄酒或黄酒（200 毫升）相当于一两白酒

4.7 您是否曾患有肠道疾病 |__|
0= 无（跳转至 4.8）1= 有
4.7.1 如果有相关疾病史，具体为（填下列序号，可多选）
|__||__||__|
1= 肠道溃疡　　2= 慢性结肠炎　3= 结直肠息肉
4= 结直肠腺瘤　5= 克罗恩病　　6= 血吸虫病
7= 家族性腺瘤性息肉病　　　　 8= 林奇综合征
888= 其他，_____

4.8 您的直系亲属中是否有人曾患癌症 |__|
0= 否（跳转至 4.9）　　1= 是
4.8.1 恶性肿瘤家族史

亲属关系	肿瘤名称	发病年龄
|__||__|	|__||__||__|	|__||__|
|__||__|	|__||__||__|	|__||__|
|__||__|	|__||__||__|	|__||__|
|__||__|	|__||__||__|	|__||__|
|__||__|	|__||__||__|	|__||__|

一级亲属：01= 母亲 02= 父亲 03= 姐妹 04= 兄弟 05= 子女
二级亲属：06= 祖父母 07= 外祖父母 08= 叔伯姑 09= 舅姨
三级亲属：10= 堂兄弟姐妹 11= 表兄弟姐妹 888= 其他

4.9 随访日期：_____ 年 ____ 月 ____ 日

4.10 接触状态 |__|
1= 存活（跳转至 5）2= 死亡 3= 失访（跳转至 4.13）

4.11 死亡日期：_____ 年 ____ 月 ____ 日

4.12 死亡原因 |__|　　0= 非肿瘤　1= 肿瘤

4.13 失访原因 |__| 1= 拒访　　2= 搬迁　　3= 失联 4= 查无此人　　888= 其他，_____

5. 住院费用清单

项目	内容
总诊治费用	
床位费	
诊查费	
检查费	
治疗费	
手术费	
化验费	
护理费	
药品费	
其他费用	

附录1.4　胃癌信息登记表

登记号码 |＿|＿|＿|＿|＿|＿|＿|＿|＿|＿|＿|＿|＿|＿|＿|
（年份2位、重庆2位、区县2位、街道2位、医院3位、序号6位）

姓名：＿＿＿＿＿＿＿　病案号：＿＿＿＿＿＿＿

身份证 |＿|＿|＿|＿|＿|＿|＿|＿|＿|＿|＿|＿|＿|＿|＿|＿|＿|＿|

出生日期：|＿|＿|＿|＿|＿|＿|＿|＿|

手机：＿＿＿＿＿＿＿＿＿＿＿＿＿

联系人1：＿＿＿＿＿＿　联系人1电话：＿＿＿＿＿

联系人2：＿＿＿＿＿＿　联系人2电话：＿＿＿＿＿

工作单位及地址：＿＿＿＿＿＿＿＿＿＿＿＿

家庭住址：＿＿＿＿＿省＿＿＿＿市＿＿＿＿区/县
＿＿＿＿＿＿＿＿＿＿＿＿（街道门牌号）

医保类型（可多选）|＿||＿||＿|
1= 城镇职工基本医保　2= 城镇居民医保　3= 新农合
4= 商业医疗保险　5= 自费　888= 其他，＿＿＿＿

1. 基本情况

1.1 性别 |＿|　1= 男　2= 女

1.2 婚姻 |＿|
1= 未婚　2= 在婚　3= 丧偶　4= 离婚

1.3 民族 |＿|
1= 汉族　2= 壮族　3= 回族　4= 维吾尔族　5= 满族
6= 土家族　888= 其他，＿＿＿＿

1.4 学历 |＿|
1= 研究生　2= 大学本科　3= 大学专科
4= 中等职业教育　5= 普通高中　6= 初中　7= 小学
8= 未正规上过学　888= 其他，＿＿＿＿

1.5 职业 |＿|
1= 国家公务员　2= 专业技术人员　3= 职员
4= 企业管理人员　5= 工人　6= 农民　7= 学生
8= 现役军人　9= 自由职业者　10= 个体经营者
11= 无业人员　12= 退（离）休人员　888= 其他，＿＿＿

1.6 血型（可多选）|＿||＿||＿|
1=A 型　2=B 型　3=O 型　4=AB 型
5=Rh 阴性　6=Rh 阳性

2. 诊断信息

2.1 发病日期：＿＿＿＿＿年＿＿＿月＿＿＿日

2.2 入院日期：＿＿＿＿＿年＿＿＿月＿＿＿日

2.3 出院日期：＿＿＿＿＿年＿＿＿月＿＿＿日

2.4 出院主要诊断：＿＿＿＿＿＿疾病编码＿＿＿＿＿

2.5 出院其他诊断1：＿＿＿＿＿＿疾病编码＿＿＿＿＿

2.6 出院其他诊断2：＿＿＿＿＿＿疾病编码＿＿＿＿＿

2.7 出院其他诊断3：＿＿＿＿＿＿疾病编码＿＿＿＿＿

2.8 是否为新发肿瘤 |＿|　0= 否　1= 是

2.9 是否为原发肿瘤 |＿|
0= 否，非原发肿瘤
1= 是，|＿|　1= 原发单一肿瘤　2= 多原发肿瘤

2.10 诊断依据 |＿|
1= 临床诊断
2= 临床检查（如：X 线、CT、超声、PETCT、ECT、MRI、内镜）
3= 特异性肿瘤标志物（生化、免疫、肿瘤标志物）
4= 细胞学检查
5= 转移灶的组织学检查
6= 原发肿瘤的组织学检查

2.11 肿瘤部位（可多选）|＿||＿||＿||＿|
1= 贲门　2= 胃底　3= 胃体　4= 幽门窦（胃窦）
5= 幽门　6= 交搭跨越　7= 原发部位不详
888= 其他，＿＿＿＿

2.12 分期
2.12.1 TNM 分期 |＿|
0= 无（跳转至2.12.4）1= 有
2.12.2 TNM 分期情况
T 分期 |＿|
　0=TX
　1=T0
　2=Tis
　3=T1，具体为 |＿|　1=T1a　2=T1b　999= 不详
　4=T2
　5=T3
　6=T4，具体为 |＿|　1=T4a　2=T4b　999= 不详
N 分期 |＿|
　0=NX
　1=N0
　2=N1
　3=N2
　4=N3，具体为 |＿|　1=N3a　2=N3b　999= 不详
M 分期 |＿|　0=M0　1=M1　999= 不详
2.12.3 临床分期 |＿|
　0=0 期
　1=I 期，具体为 |＿|　1=IA　2=IB　999= 不详
　2=II 期，具体为 |＿|　1=IIA　2=IIB　999= 不详
　3=III 期，具体为 |＿|　1=IIIA　2=IIIB　3=IIIC　999= 不详
　4=IV 期
2.12.4 若无明确分期，请填写以下内容：
　肿瘤最大直径：＿＿＿＿＿＿＿cm
　是否有脉管癌栓 |＿|　0= 否　1= 是
　淋巴结转移部位：＿＿＿＿＿＿＿

淋巴结转移个数：＿＿＿＿＿＿＿＿
是否有远处器官转移 |__| 0=否 1=是
如果有，转移器官为 ＿＿＿＿＿＿＿＿

2.12.5 ICD-O-3 编码
解剖学 C＿＿＿＿＿＿＿＿
形态学 N＿＿＿＿＿＿＿＿
行为 ＿＿＿＿＿＿＿＿
分级 ＿＿＿＿＿＿＿＿

2.13 病理类型（可多选）|__||__||__|
1=腺癌（乳头或管状）　　2=黏液腺癌
3=印戒细胞癌（低粘附性癌）4=腺鳞癌
5=肝样腺癌　　　　　　　6=未分化癌
7=神经内分泌癌　　　　　8=混合型癌
888=其他，＿＿＿＿＿＿＿＿

2.14 肿瘤标志物及基因检测情况

标志物	是否检测 （0=否， 1=是）	检测结果 （0=阴性， 1=阳性）
CEA	|__|	|__|
CA19-9	|__|	|__|
CA72-4	|__|	|__|
错配修复蛋白表达缺失（dMMR）	|__|	|__|
高度微卫星不稳定（MSI-H）	|__|	|__|
PD-L1	|__|	|__|
人类表皮生长因子受体（HER-2）	|__|	|__|
NTRK 基因融合	|__|	|__|

3. 治疗情况

3.1 治疗项目（可多选）|__||__||__|
0=未接受治疗（跳转至4）1=手术治疗（填写3.2）
2=化学治疗（填写3.3）　3=放疗治疗（填写3.4）
4=靶向治疗（填写3.5）　5=免疫治疗（填写3.6）
6=内分泌治疗　7=中医治疗　8=介入治疗
9=止痛治疗　　888=其他，＿＿＿＿＿＿＿＿

3.2 手术方式（可多选）|__||__||__|
1=内镜下切除术（EMR/ESD）2=腹腔镜全胃切除术
3=腹腔镜远端胃切除术 4=腹腔镜近端胃切除术
5=远端胃切除术 6=近端胃切除术
7=全胃切除术 8=胃肠空肠吻合术
888=其他，＿＿＿＿＿＿＿＿

3.3 化疗
3.3.1 化疗时间：＿＿＿＿＿年＿＿月＿＿日
3.3.2 化疗方式 |__|
　1=术前 2=术后 3=与放疗同步 4=单纯化疗
3.3.3 化疗方案（可多选）|__||__||__|
1=顺铂/奥沙利铂+5-氟尿嘧啶
2=顺铂/奥沙利铂+卡培他滨
3=顺铂/奥沙利铂+替吉奥
4=奥沙利铂+亚叶酸钙+5-氟尿嘧啶
5=奥沙利铂+卡培他滨
6=奥沙利铂+替吉奥

7=表柔比星+顺铂+5-氟尿嘧啶
8=表柔比星+奥沙利铂+卡培他滨
9=多西他赛+顺铂+5-氟尿嘧啶
10=多西他赛+奥沙利铂+亚叶酸钙+5-氟尿嘧啶
11=替吉奥+奥沙利铂+多西他赛
12=替吉奥
13=多西他赛
14=紫杉醇
15=伊立替康
888=其他，＿＿＿＿＿＿＿＿

3.3.4 化疗疗程 |__|
1=1~10，|__|疗程（1~10的具体数字）
2=10疗程以上

3.4 放疗
3.4.1 是否为首程放疗 |__|
　0=否，再程　　1=是，首程
3.4.2 放疗时间：＿＿＿＿＿年＿＿月＿＿日
3.4.3 放疗方式 |__|
　1=术前同步放化疗　　2=术前放疗
　3=术后同步放化疗　　4=术后放疗
　5=近距离放疗　　　　6=术中放疗
　7=根治性放化疗　　　8=根治性放疗
　9=姑息性放化疗　　　10=姑息性放疗
888=其他，＿＿＿＿＿＿＿＿
3.4.4 放疗技术 |__|
　1=三维适形放疗　2=适形调强放疗
　3=立体定向放疗　4=放射性粒子植入
　5=质子重离子　888=其他，＿＿＿＿＿＿
3.4.5 放疗类别 |__|
　1=外放疗 2=腔内放疗 3=外放疗+腔内放疗
　4=组织间放疗　5=放疗+热疗 888=其他，＿＿＿＿

3.5 靶向治疗
3.5.1 治疗时间：＿＿＿＿＿年＿＿月＿＿日
3.5.2 靶向治疗药物（可多选）|__||__||__|
　1=曲妥珠单抗　2=阿帕替尼　888=其他，＿＿＿＿

3.6 免疫治疗
3.6.1 治疗时间：＿＿＿＿＿年＿＿月＿＿日
3.6.2 免疫治疗药物（可多选）|__||__|
　1=帕博利珠单抗
　2=纳武利尤单抗
888=其他，＿＿＿＿＿＿＿＿

3.7 治疗效果 |__|
　0=完全缓解（CR）　　1=部分缓解（PR）
　2=疾病稳定（NC/SD）　3=疾病进展（PD）

4. 随访信息

4.1 身高：＿＿＿＿＿＿＿＿厘米

4.2 体重：＿＿＿＿＿＿＿＿公斤

4.3 您是否吸烟 |___|
 0= 从不吸烟
 1= 是，目前仍在吸烟，
    每天吸烟数量（支）|___|，吸烟年数 |___|
 2= 曾经吸烟，现已戒烟，
    吸烟年数 |___|，戒烟年数 |___|

4.4 您是否与吸烟的家人共同生活超过 20 年 |___|
 0= 否（跳转至 4.5） 1= 是

4.4.1 该家人平均每天吸烟 |___| 支
4.4.2 该家人共吸烟 |___| 年
4.4.3 该家人目前是否戒烟 |___|
 0= 否（跳转至 4.5） 1= 是
4.4.3.1 该家人是否戒烟超过 15 年 |___|
 0= 否 1= 是

4.5 您是否与吸烟的同事同室工作超过 20 年 |___|
 0= 否 1= 是

4.6 您是否饮酒 |___|
 0= 否（跳转至 4.7） 1= 是
4.6.1 饮酒情况

种类	0= 否 1= 是	每天饮酒量	饮酒年限
啤酒	|___|	|___||___||___| 毫升 / 天	|___||___| 年
低度白酒 <40 度	|___|	|___||___| 两 / 天	|___||___| 年
高度白酒 ≥ 40 度	|___|	|___||___| 两 / 天	|___||___| 年
葡萄酒	|___|	|___||___| 毫升 / 天	|___||___| 年
黄酒	|___|	|___||___| 毫升 / 天	|___||___| 年
米酒	|___|	|___||___| 两 / 天	|___||___| 年

说明:啤酒 750 毫升相当于一两白酒;葡萄酒或黄酒（200 毫升）相当于一两白酒

4.7 您的饮食口味偏好 |___| 1= 咸 1= 中 3= 淡

4.8 您是否曾患有上消化道疾病 |___|
 0= 无（跳转至 4.9） 1= 有
4.8.1 如果有相关疾病史，具体为（填下列序号,可多选）
    |___||___||___|
 1= 食管上皮内瘤变 2= 慢性浅表性胃炎
 3= 慢性萎缩性胃炎 4= 肥厚性胃炎 5= 胃溃疡
 6= 十二指肠溃疡 7= 胃息肉 8= 手术后残胃
 9= 胃肠上皮化生 10=Hp 感染
 888= 其他，_____

4.9 您的直系亲属中是否有人曾患癌症 |___|
 0= 否（跳转至 4.10） 1= 是

4.9.1 恶性肿瘤家族史

亲属关系	肿瘤名称	发病年龄
|___||___|	|___||___||___||___|	|___||___|
|___||___|	|___||___||___||___|	|___||___|
|___||___|	|___||___||___||___|	|___||___|
|___||___|	|___||___||___||___|	|___||___|
|___||___|	|___||___||___||___|	|___||___|

一级亲属：01= 母亲 02= 父亲 03= 姐妹 04= 兄弟 05= 子女
二级亲属：06= 祖父母 07= 外祖父母 08= 叔伯姑 09= 舅姨
三级亲属：10= 堂兄弟姐妹 11= 表兄弟姐妹 888= 其他

4.10 随访日期 : _____ 年 _____ 月 _____ 日

4.11 接触状态 : |___|
 1= 存活（跳转至 5） 2= 死亡 3= 失访（跳转至 4.14）

4.12 死亡日期 : _____ 年 _____ 月 _____ 日

4.13 死亡原因 |___|
 0= 非肿瘤 1= 肿瘤

4.14 失访原因 |___|
 1= 拒访 2= 搬迁 3= 失联 4= 查无此人
 888= 其他，_____

5. 住院费用清单

项目	内容
总诊治费用	
床位费	
诊查费	
检查费	
治疗费	
手术费	
化验费	
护理费	
药品费	
其他费用	

附录1.5 食管癌信息登记表

登记号码 |_|_|_|_|_|_|_|_|_|_|_|_|_|_|_|_|_|
（年份2位、重庆2位、区县2位、街道2位、医院3位、序号6位）

姓名：_____ 病案号：_____

身份证：|_|_|_|_|_|_|_|_|_|_|_|_|_|_|_|_|_|_|

出生日期：|_|_|_|_|_|_|_|_|

手机：_____

联系人1：_____ 联系人1电话：_____

联系人2：_____ 联系人2电话：_____

工作单位及地址：_____

家庭住址：_____省_____市_____区/县
_____（街道门牌号）

医保类型（可多选）|__||__||__|
1=城镇职工基本医保 2=城镇居民医保 3=新农合
4=商业医疗保险 5=自费 888=其他，_____

1. 基本情况

1.1 性别 |__| 1=男 2=女

1.2 婚姻 |__|
1=未婚 2=在婚 3=丧偶 4=离婚

1.3 民族 |__|
1=汉族 2=壮族 3=回族 4=维吾尔族 5=满族
6=土家族 888=其他，_____

1.4 学历 |__|
1=研究生 2=大学本科 3=大学专科
4=中等职业教育 5=普通高中 6=初中 7=小学
8=未正规上过学 888=其他，_____

1.5 职业 |__|
1=国家公务员 2=专业技术人员 3=职员
4=企业管理人员 5=工人 6=农民 7=学生
8=现役军人 9=自由职业者 10=个体经营者
11=无业人员 12=退（离）休人员 888=其他，_____

1.6 血型（可多选）|__||__|
1=A型 2=B型 3=O型 4=AB型
5=Rh阴性 6=Rh阳性

2. 诊断信息

2.1 发病日期：_____年_____月_____日

2.2 入院日期：_____年_____月_____日

2.3 出院日期：_____年_____月_____日

2.4 出院主要诊断：_____疾病编码_____

2.5 出院其他诊断1：_____疾病编码_____

2.6 出院其他诊断2：_____疾病编码_____

2.7 出院其他诊断3：_____疾病编码_____

2.8 是否为新发肿瘤 |__| 0=否 1=是

2.9 是否为原发肿瘤 |__|
0=否，非原发肿瘤
1=是，|__| 1=原发单一肿瘤 2=多原发肿瘤

2.10 诊断依据 |__|
1=临床诊断
2=临床检查（如：X线、CT、超声、PETCT、ECT、MRI、内镜）
3=特异性肿瘤标志物（生化、免疫、肿瘤标志物）
4=细胞学检查
5=转移灶的组织学检查
6=原发肿瘤的组织学检查

2.11 肿瘤部位（可多选）|__||__||__|
1=颈段 2=胸上段 3=胸中段 4=胸下段
5=胃食管结合部 6=原发部位不详
888=其他，_____

2.12 分期
2.12.1 TNM分期 |__|
0=无（跳转至2.12.4）1=有
2.12.2 TNM分期情况
T分期 |__|
0=TX
1=T0
2=Tis
3=T1，具体为 |__| 1=T1a 2=T1b 999=不详
4=T2
5=T3
6=T4，具体为 |__| 1=T4a 2=T4b 999=不详
N分期 |__| 0=NX 1=N0 2=N1 3=N2 4=N3 999=不详
M分期 |__| 0=M0 1=M1 999=不详
2.12.3 临床分期 |__|
0=0期
1=I期，具体 |__| 1=IA 2=IB 999=不详
2=II期，具体为 |__| 1=IIA 2=IIB 999=不详
3=III期，具体为 |__| 1=IIIA 2=IIIB 3=IIIC 999=不详
4=IV期，具体为 |__| 1=IVA 2=IVB 999=不详
2.12.4 若无明确分期，请填写以下内容：
肿瘤最大直径：_____cm
是否有脉管癌栓 |__| 0=否 1=是
原位神经侵犯 |__| 0=否 1=是
淋巴结转移部位：_____
淋巴结转移个数：|__||__|
是否有远处器官转移 |__| 0=否 1=是
如果有，转移器官为 _____

2.12.5 ICD-O-3 编码
解剖学 C_____
形态学 N_____
行为 _____
分级 _____

2.13 病理类型（可多选）|___||___||___|
1= 鳞癌　2= 腺癌　3= 腺鳞癌　4= 黏液表皮样癌
5= 神经内分泌癌　6= 未分化癌
7= 神经内分泌瘤　8= 混合型癌
888= 其他，_____

2.14 肿瘤标志物及基因检测情况

标志物	是否检测 （0= 否， 1= 是）	检测结果 （0= 阴性， 1= 阳性）
CEA	|__|	|__|
SSC	|__|	|__|
NSE	|__|	|__|
TPA	|__|	|__|
CYFRA 21-1	|__|	|__|
错配修复基因表达缺失（dMMR）	|__|	|__|
高度微卫星不稳定（MSI-H）	|__|	|__|
PD-L1	|__|	|__|
人类表皮生长因子受体（HER-2）	|__|	|__|

3. 治疗情况

3.1 治疗项目（可多选）|___||___||___|
0= 未接受治疗（跳转至 4）　1= 手术治疗（填写 3.2）
2= 化学治疗（填写 3.3）　3= 放射治疗（填写 3.4）
4= 靶向治疗（填写 3.5）　5= 免疫治疗（填写 3.6）
6= 内分泌治疗　7= 中医治疗　8= 介入治疗
9= 止痛治疗　10= 营养支持　888= 其他，_____

3.2 手术方式（可多选）|___||___||___|
1= 经左胸主动脉弓上吻合
2= 经左胸主动脉弓下吻合
3= 胸腹联合切口
4= 经腹右胸两切口手术
5= 颈胸腹三切口手术
6= 微创食管癌切除术
7= 充气式纵隔镜食管癌切除术
8= 经食管裂孔食管拔脱术
9= 姑息性手术
10= 食管支架植入术
11= 经皮胃造瘘术　888= 其他，_____

3.3 化疗
3.3.1 化疗时间：_____ 年 ____ 月 ____ 日
3.3.2 化疗方式 |__|
1= 术前
2= 术后
3= 与放疗同步
4= 单纯化疗

3.3.3 化疗方案（可多选）|___||___||___|
1= 顺铂 + 亚叶酸钙 +5- 氟尿嘧啶
2= 顺铂 + 卡培他滨
3= 奥沙利铂 + 亚叶酸钙 +5- 氟尿嘧啶
4= 奥沙利铂 + 卡培他滨
5= 多西他赛 + 顺铂 + 亚叶酸钙 +5- 氟尿嘧啶
6= 多西他赛 + 奥沙利铂 +5- 氟尿嘧啶
7= 多西他赛 + 卡铂 +5- 氟尿嘧啶
8= 多西他赛 + 顺铂 / 卡铂
9= 紫杉醇 + 顺铂 / 卡铂
10= 紫杉醇 + 卡铂
11= 亚叶酸钙 +5- 氟尿嘧啶
12= 伊立替康 + 亚叶酸钙 +5- 氟尿嘧啶
13= 伊立替康 +5- 氟尿嘧啶
14= 伊立替康 + 替吉奥
15= 表柔比星 + 顺铂 +5- 氟尿嘧啶
16= 表柔比星 + 奥沙利铂 +5- 氟尿嘧啶
17= 表柔比星 + 顺铂 + 卡培他滨
18= 表柔比星 + 奥沙利铂 + 卡培他滨
19= 多西他赛
20= 紫杉醇
21= 卡培他滨
22= 伊立替康
888= 其他，_____
3.3.4 化疗疗程 |__|
1=1~10，|__| 疗程（1~10 的具体数字）
2=10 疗程以上

3.4 放疗
3.4.1 是否为首程放疗 |__|
0= 否，再程　　　1= 是，首程
3.4.2 放疗时间：_____ 年 ____ 月 ____ 日
3.4.3 放疗方式 |__|
1= 术前同步放化疗　　　　2= 术前放疗
3= 术后同步放化疗　　　　4= 术后放疗
5= 近距离放疗　　　　　　6= 术中放疗
7= 根治性放化疗　　　　　8= 根治性放疗
9= 姑息性放化疗　　　　　10= 姑息性放疗
888= 其他，_____
3.4.4 放疗技术 |__|
1= 三维适形放疗　2= 适形调强放疗
3= 立体定向放疗　4= 放射性粒子植入
5= 质子重离子　　888= 其他，_____
3.4.5 放疗类别 |__|
1= 外放疗　2= 腔内放疗　3= 外放疗 + 腔内放疗
4= 组织间放疗　5= 放疗 + 热疗　888= 其他，_____

3.5 靶向治疗
3.5.1 治疗时间：_____ 年 ____ 月 ____ 日
3.5.2 靶向治疗药物（可多选）|___||___||___|
1= 阿帕替尼
2= 安罗替尼
3= 曲妥珠单抗
888= 其他，_____

3.6 免疫治疗

3.6.1 治疗时间：_____ 年 ____ 月 ____ 日

3.6.2 免疫治疗药物（可多选）|__||__|

　1= 帕博利珠单抗　2= 纳武利尤单抗

　3= 卡瑞利珠单抗　888= 其他，_____

3.7 治疗效果 |__|

　0= 完全缓解（CR）　　1= 部分缓解（PR）

　2= 疾病稳定（NC/SD）　3= 疾病进展（PD）

4. 随访信息

4.1 身高：_____ 厘米

4.2 体重：_____ 公斤

4.3 您是否吸烟 |__|

　0= 从不吸烟

　1= 是，目前仍在吸烟，

　　每天吸烟数量（支）|__|，吸烟年数 |__|

　2= 曾经吸烟，现已戒烟，

　　吸烟年数 |__|，戒烟年数 |__|

4.4 您是否与吸烟的家人共同生活超过 20 年 |__|

　0= 否（跳转至 4.5）　1= 是

4.4.1 该家人平均每天吸烟 |__| 支

4.4.2 该家人共吸烟 |__| 年

4.4.3 该家人目前是否戒烟 |__|

　0= 否（跳转至 4.5）　1= 是

4.4.3.1 该家人是否戒烟超过 15 年 |__|　0= 否　　1= 是

4.5 您是否与吸烟的同事同室工作超过 20 年 |__|

　0= 否　　　1= 是

4.6 您是否饮酒 |__|

　0= 否（跳转至 4.7）　1= 是

4.6.1 饮酒情况

种类	0= 否 1= 是	每天饮酒量	饮酒年限
啤酒	|__|	|__||__||__| 毫升 / 天	|__||__| 年
低度白酒 <40 度	|__|	|__||__| 两 / 天	|__||__| 年
高度白酒 ≥ 40 度	|__|	|__||__| 两 / 天	|__||__| 年
葡萄酒	|__|	|__||__| 毫升 / 天	|__||__| 年
黄酒	|__|	|__||__| 毫升 / 天	|__||__| 年
米酒	|__|	|__||__| 两 / 天	|__||__| 年

说明：啤酒 750 毫升相当于一两白酒；葡萄酒或黄酒（200 毫升）相当于一两白酒

4.7 您是否喜烫热食品 |__|　0= 否　1= 是

4.8 您的饮食口味偏好 |__|　1= 咸　1= 中　3= 淡

4.9 您是否曾患有食道系统疾病 |__|

　0= 无（跳转至 4.10）　1= 有

4.9.1 如果有相关疾病史，具体为（填下列序号，可多选）

　|__||__||__||__|

　1= 食管反流病　2= 食管良性狭窄　3= 食管结核

　4= 食管外压性改变　5= 食管中段的憩室

　6= 食管上皮内瘤变　7= 食管功能性疾病

　8= 食管化学性烧伤　9=Barrett 食管

　888= 其他，_____

4.10 您的直系亲属中是否有人曾患癌症 |__|

　0= 否（跳转至 4.11）1= 是

4.10.1 恶性肿瘤家族史

亲属关系	肿瘤名称	发病年龄
|__|	|__||__||__|	|__|
|__|	|__||__||__|	|__|
|__|	|__||__||__|	|__|
|__|	|__||__||__|	|__|
|__|	|__||__||__|	|__|

一级亲属：01= 母亲　02= 父亲　03= 姐妹　04= 兄弟　05= 子女

二级亲属：06= 祖父母　07= 外祖父母　08= 叔伯姑　09= 舅姨

三级亲属：10= 堂兄弟姐妹　11= 表兄弟姐妹　888= 其他

4.11 随访日期：_____ 年 ____ 月 ____ 日

4.12 接触状态 |__|

　1= 存活（跳转至 5）2= 死亡　3= 失访（跳转至 4.15）

4.13 死亡日期：_____ 年 ____ 月 ____ 日

4.14 死亡原因 |__|

　0= 非肿瘤　1= 肿瘤

4.15 失访原因 |__|

　1= 拒访　　2= 搬迁　　3= 失联

　4= 查无此人　888= 其他，_____

5. 住院费用清单

项目	内容
总诊治费用	
床位费	
诊查费	
检查费	
治疗费	
手术费	
化验费	
护理费	
药品费	
其他费用	

附录 1.6　乳腺癌信息登记表

登记号码 |__|__|__|__|__|__|__|__|__|__|__|__|__|__|__|
(年份 2 位、重庆 2 位、区县 2 位、街道 2 位、医院 3 位、序号 6 位)

姓名：_____　病案号：_____

身份证 |__|__|__|__|__|__|__|__|__|__|__|__|__|__|__|__|__|__|

出生日期 |__|__|__|__|__|__|__|__|

手机：_____

联系人 1：_____　联系人 1 电话：_____

联系人 2：_____　联系人 2 电话：_____

工作单位及地址：_____

家庭住址：_____ 省 _____ 市 _____ 区 / 县
_____（街道门牌号）

医保类型（可多选）|__||__||__|
　1= 城镇职工基本医保　2= 城镇居民医保　3= 新农合
　4= 商业医疗保险　5= 自费　888= 其他，_____

1. 基本情况

1.1 性别 |__|　1= 男　2= 女

1.2 婚姻 |__|
　1= 未婚　2= 在婚　3= 丧偶　4= 离婚

1.3 民族 |__|
　1= 汉族　2= 壮族　3= 回族　4= 维吾尔族　5= 满族
　6= 土家族　888= 其他，_____

1.4 学历 |__|
　1= 研究生　2= 大学本科　3= 大学专科
　4= 中等职业教育　5= 普通高中　6= 初中　7= 小学
　8= 未正规上过学　888= 其他，_____

1.5 职业 |__|
　1= 国家公务员　2= 专业技术人员　3= 职员
　4= 企业管理人员 5= 工人　6= 农民　7= 学生
　8= 现役军人　9= 自由职业者　10= 个体经营者
　11= 无业人员　12= 退（离）休人员
　888= 其他，具体为 _____

1.6 血型（可多选）|__||__||__|
　1=A 型　　2=B 型　　3=O 型　　4=AB 型
　5=Rh 阴性　6=Rh 阳性

2. 诊断信息

2.1 发病日期：_____ 年 _____ 月 _____ 日

2.2 入院日期：_____ 年 _____ 月 _____ 日

2.3 出院日期：_____ 年 _____ 月 _____ 日

2.4 出院主要诊断：_____ 疾病编码 _____

2.5 出院其他诊断 1：_____ 疾病编码 _____

2.6 出院其他诊断 2：_____ 疾病编码 _____

2.7 出院其他诊断 3：_____ 疾病编码 _____

2.8 是否为新发肿瘤 |__|　0= 否　1= 是

2.9 是否为原发肿瘤 |__|
　0= 否，非原发肿瘤
　1= 是，|__|　1= 原发单一肿瘤　2= 多原发肿瘤

2.10 诊断依据 |__|
　1= 临床诊断
　2= 临床检查（如：X 线、CT、超声、PETCT、ECT、MRI、内镜）
　3= 特异性肿瘤标志物（生化、免疫、肿瘤标志物）
　4= 细胞学检查
　5= 转移灶的组织学检查
　6= 原发肿瘤的组织学检查

2.11 肿瘤部位（可多选）|__||__||__||__|
　1= 左侧　2= 右侧　3= 双侧　4= 原发部位不详

2.12 分期
2.12.1 TNM 分期 |__|
　0= 无（跳转至 2.12.4）　1= 有
2.12.2 TNM 分期情况
　T 分期 |__|
　　0=Tis，具体为 |__|　1=DCIS　2=LCIS　3=Paget
　　1=T1，具体为 |__|　1=T1mi　2=T1a　3=T1b
　　　　　　　　　　　　4=T1c　999= 不详
　　2=T2
　　3=T3
　　4=T4，具体为 |__|
　　　　　　1=T4a　2=T4b　3=T4c　4=T4d　999= 不详
　N 分期 |__|
　　0=N0
　　1=N1，具体为 |__|　1=Nmi　999= 不详
　　2=N2，具体为 |__|　1=N2a　2=N2b　999= 不详
　　3=N3，具体为 |__|　1=N3a　2=N3b　3=N3c　999= 不详
　M 分期 |__|　0=M0　1=M1　999= 不详
2.12.3 临床分期 |__|
　0=0 期
　1=I 期，具体为 |__|　1=IA　　2=IB　　999= 不详
　2=II 期，具体为 |__|　1=IIA　　2=IIB　　999= 不详
　3=III 期，具体为 |__|　1=IIIA　2=IIIB　3=IIIC　999= 不详
　4=IV 期
2.12.4 若无明确分期，请填写以下内容：
　肿瘤最大直径 _____cm
　是否有脉管癌栓 |__|　0= 否　1= 是
　淋巴结转移部位：_____
　淋巴结转移个数：_____
　是否有远处器官转移 |__|　0= 否　1= 是
　　如果有，转移器官为 _____

2.12.5 ICD-O-3 编码

解剖学 C＿＿＿＿＿＿＿＿

形态学 N＿＿＿＿＿＿＿＿

行为 ＿＿＿＿＿＿＿＿

分级 ＿＿＿＿＿＿＿＿

2.13 病理类型（可多选）|＿＿||＿＿||＿＿|

1= 导管内癌　　　　 2= 微小浸润性癌

3= 浸润性特殊类型癌　4= 浸润性癌，非特殊类型

5= 小叶瘤变　　　　 6= 导管内乳头状癌

7= 包裹性乳头状癌　　8= 实性乳头状癌

9= 神经内分泌癌　　 11= 神经内分泌瘤

888= 其他，＿＿＿＿＿＿＿＿

2.14 肿瘤标志物及基因检测情况

标志物	是否检测 （0= 否，1= 是）	检测结果 （0= 阴性，1= 阳性）
CA153	|＿＿|	|＿＿|
ER	|＿＿|	|＿＿|
PR	|＿＿|	|＿＿|
Her-2	|＿＿|	|＿＿|
LISH	|＿＿|	|＿＿|
Ki-67	|＿＿|	|＿＿|
TMB	|＿＿|	|＿＿|
PD-L1	|＿＿|	|＿＿|
BRAC	|＿＿|	|＿＿|

3. 治疗情况

3.1 治疗项目（可多选）|＿＿||＿＿||＿＿|

0= 未接受治疗（跳转至 4） 1= 手术治疗（填写 3.2）

2= 化学治疗（填写 3.3） 3= 放射治疗（填写 3.4）

4= 靶向治疗（填写 3.5） 5= 免疫治疗（填写 3.6）

6= 内分泌治疗（填写 3.7） 7= 中医治疗

8= 介入治疗　　　　　　 9= 止痛治疗

888= 其他，＿＿＿＿＿＿＿

3.2 手术类型（可多选）|＿＿||＿＿||＿＿|

0= 全乳房切除术　　　 1= 乳头切除

2= 乳腺切除术　　　　 3= 保乳手术

4= 姑息性局部手术　　 5= 扩大根治术

6= 改良根治术　　　　 7= 经典根治术

8= 乳房再造术　　　　 9= 乳房微创手术

888= 其他，＿＿＿＿＿＿＿

3.3 化疗

3.3.1 化疗时间：＿＿＿＿＿＿ 年 ＿＿＿ 月 ＿＿＿ 日

3.3.2 化疗方式 |＿＿|

1= 术前 2= 术后 3= 与放疗同步 4= 单纯化疗

3.3.3 化疗方案（可多选）|＿＿||＿＿||＿＿|

1= 多柔比星 / 表柔比星 + 环磷酰胺 + 紫杉醇

2= 多柔比星 / 表柔比星 + 环磷酰胺 + 多西他赛

3= 多西他赛 + 卡铂

4= 多西他赛 + 环磷酰胺

5= 多西他赛 + 多柔比星 / 表柔比星 + 环磷酰胺

6= 5- 氟尿嘧啶 + 多柔比星 / 表柔比星 + 环磷酰胺

7= 紫杉醇

8= 白蛋白紫杉醇

9= 吉西他滨

10= 多西他赛

11= 卡培他滨

12= 长春瑞滨

13= 紫杉醇脂质体

14= 多柔比星脂质体

15= 铂剂（卡铂、洛铂）

16= 艾日布林

17= 优替德隆

888= 其他，＿＿＿＿＿＿＿

3.3.4 化疗疗程 |＿＿|

1=1~10，|＿＿| 疗程（1~10 的具体数字）

2=10 疗程以上

3.4 放疗

3.4.1 是否为首程放疗 |＿＿|

0= 否，再程　1= 是，首程

3.4.2 放疗时间：＿＿＿＿＿ 年 ＿＿＿ 月 ＿＿＿ 日

3.4.3 放疗方式 |＿＿|

1= 术前同步放化疗　　2= 术前放疗

3= 术后同步放化疗　　4= 术后放疗

5= 近距离放疗　　　　6= 术中放疗

7= 根治性放化疗　　　8= 根治性放疗

9= 姑息性放化疗　　 10= 姑息性放疗

888= 其他，＿＿＿＿＿＿＿

3.4.4 放疗技术 |＿＿|

1= 三维适形放疗　 2= 适形调强放疗

3= 立体定向放疗　 4= 放射性粒子植入

5= 质子重离子　 888= 其他，＿＿＿＿＿＿

3.4.5 放疗类别 |＿＿|

1= 外放疗　　 2= 腔内放疗　　 3= 外放疗 + 腔内放疗

4= 组织间放疗 5= 放疗 + 热疗 888= 其他，＿＿＿＿＿

3.5 靶向治疗

3.5.1 治疗时间：＿＿＿＿＿ 年 ＿＿＿ 月 ＿＿＿ 日

3.5.2 靶向治疗药物（可多选）|＿＿||＿＿|

1= 曲妥珠单抗 2= 帕妥珠单抗　3= 吡咯替尼

4= 拉帕替尼　 5= 贝伐珠单抗　888= 其他，＿＿＿＿＿

3.6 免疫治疗

3.6.1 治疗时间：＿＿＿＿＿ 年 ＿＿＿ 月 ＿＿＿ 日

3.6.2 免疫治疗药物（可多选）|＿＿||＿＿|

1= 奥拉帕尼 2= 阿特珠单抗 888= 其他，＿＿＿＿＿

3.7 内分泌治疗

3.7.1 治疗时间：＿＿＿＿＿ 年 ＿＿＿ 月 ＿＿＿ 日

3.7.2 内分泌治疗药物（可多选）|＿＿||＿＿|

1= 他莫昔芬 2= 托瑞米芬 3= 氟维司群

4= 依西美坦 5= 阿那曲唑 6= 来曲唑

7= 甲地孕酮 8= 甲羟孕酮

888= 其他，＿＿＿＿＿＿＿

3.8 内分泌靶向治疗药物（可多选）|＿＿||＿＿|

0= 未使用 1= 瑞博西尼 2= 哌柏西尼 3= 阿贝西尼

888= 其他，＿＿＿＿＿＿＿

3.9 PAM 通路抑制剂药物 |___|
　0= 未使用
　1=P13K 抑制剂　阿贝利司
　2=MT0R 抑制剂　依维莫司
　888= 其他，＿＿＿＿＿＿＿＿＿

3.10 HADC 抑制剂 |___|
　0= 未使用 1= 西达苯胺 888= 其他，＿＿＿＿＿＿

3.11 治疗效果 |___|
　0= 完全缓解（CR）　　1= 部分缓解（PR）
　2= 疾病稳定（NC/SD）3= 疾病进展（PD）

4. 随访信息

4.1 身高：＿＿＿＿＿＿＿＿ 厘米

4.2 体重：＿＿＿＿＿＿＿＿ 公斤

4.3 您是否吸烟 |___|
　0= 从不吸烟
　1= 是，目前仍在吸烟，
　　　每天吸烟数量（支）|___|，吸烟年数 |___|
　2= 曾经吸烟，现已戒烟，
　　　吸烟年数 |___|，戒烟年数 |___|

4.4 您是否与吸烟的家人共同生活超过 20 年 |___|
　0= 否（跳转至 4.5）1= 是
4.4.1 该家人平均每天吸烟 |___| 支
4.4.2 该家人共吸烟 |___| 年
4.4.3 该家人目前是否戒烟 |___|
　0= 否（跳转至 4.5）1= 是
4.4.3.1 该人是否戒烟超过 15 年 |___| 0= 否　　1= 是

4.5 您是否与吸烟的同事同室工作超过 20 年 |___|
　0= 否　　1= 是

4.6 您是否饮酒 |___|
　0= 否（跳转至 4.7）　　1= 是
4.6.1 饮酒情况

种类	0= 否 1= 是	每天饮酒量	饮酒年限
啤酒	|___|	|__||__||__| 毫升 / 天	|__||__| 年
低度白酒 <40 度	|___|	|__||__| 两 / 天	|__||__| 年
高度白酒 ≥ 40 度	|___|	|__||__| 两 / 天	|__||__| 年
葡萄酒	|___|	|__||__| 毫升 / 天	|__||__| 年
黄酒	|___|	|__||__| 毫升 / 天	|__||__| 年
米酒	|___|	|__||__| 两 / 天	|__||__| 年

说明:啤酒 750 毫升相当于一两白酒;葡萄酒或黄酒（200 毫升）相当于一两白酒

4.7 您是否经常食用蜂蜜、蜂王浆、雪蛤 |___|
　0= 否　　1= 是

4.8 您是否曾患有乳腺疾病 |___|
　0= 无（跳转至 4.9）1= 有
4.8.1 如果有相关疾病史，具体为（填下列序号，可多选）
|__||__||__||__|

1= 乳腺增生　2= 乳腺结节　3= 乳腺炎 4= 乳腺扩张
5= 纤维腺瘤　　888= 其他，＿＿＿

4.9 您是否有一级亲属（母亲、姐妹及子女）曾患乳腺癌或卵巢癌 |___|
　0= 否　　1= 是，|___| 人（注明人数）

4.10 您是否有二级亲属（祖母、外祖母及姑姨）曾患乳腺癌或卵巢癌 |___| 0= 否　1= 是，|___| 人（注明人数）

4.11 您是否有三级亲属（表姐妹、堂姐妹）曾患乳腺癌或卵巢癌 |___|　　0= 否　1= 是，|___| 人（注明人数）

4.12 女性生理生育史
4.12.1 月经年龄 ＿＿＿ 岁
4.12.2 月经是否规律 |___| 0= 否（跳转至 4.12.4）1= 是
4.12.3 月经周期 |__||__| 天
4.12.4 月经持续天数 |__||__| 天
4.12.5 是否绝经 |___|
　0= 否 1= 是，绝经年龄 ＿＿＿＿ 岁，
4.12.6 是否有生育史 |___|
　0= 否（跳转至 4.12.8）
　1= 是，活产年龄 ＿＿＿＿ 岁，孕 ＿＿ 次，产 ＿＿ 次
4.12.7 是否有哺乳史 |___|
　0= 否 1= 是，哺乳 |__||__| 月
4.12.8 是否使用激素替代治疗 |___|
　0= 否
　1= 是，仅雌激素（如更宝芬、补佳乐、协坤、维尼安、更乐、倍美力、得美素、欧适可、松奇、康美华、尼尔雌醇等）
　2= 是，雌孕激素联合（如诺康律、诺更宁、克龄蒙、倍美安、倍美盈等）
4.12.8.1 激素替代治疗使用年数 |__||__||__|（年）

4.13 随访日期：＿＿＿ 年 ＿＿＿ 月 ＿＿＿＿ 日

4.14 接触状态：|___|
　1= 存活（跳转至 5）2= 死亡 3= 失访（跳转至 4.17）

4.15 死亡日期：＿＿＿ 年 ＿＿＿ 月 ＿＿＿ 日

4.16 死亡原因 |___| 0= 非肿瘤　1= 肿瘤

4.17 失访原因 |___|
　1= 拒访　　2= 搬迁　　3= 失联　　4= 查无此人
　888= 其他，＿＿＿＿＿

5. 住院费用清单

项目	内容
总诊治费用	
床位费	
诊查费	
检查费	
治疗费	
手术费	
化验费	
护理费	
药品费	
其他费用	

附录 1.7　宫颈癌信息登记表

登记号码 |__|__|__|__|__|__|__|__|__|__|__|__|__|__|__|__|__|
（年份 2 位、重庆 2 位、区县 2 位、街道 2 位、医院 3 位、序号 6 位）

姓名：＿＿＿＿＿＿＿＿＿　病案号：＿＿＿＿＿＿＿＿＿

身份证 |__|__|__|__|__|__|__|__|__|__|__|__|__|__|__|__|__|__|

出生日期：|__|__|__|__|__|__|__|__|

手机：＿＿＿＿＿＿＿＿＿＿＿＿＿＿＿＿

联系人 1：＿＿＿＿＿＿＿　联系人 1 电话：＿＿＿＿＿＿

联系人 2：＿＿＿＿＿＿＿　联系人 2 电话：＿＿＿＿＿＿

工作单位及地址：＿＿＿＿＿＿＿＿＿＿＿＿＿＿＿

家庭住址：＿＿＿＿＿＿　省＿＿＿＿＿市＿＿＿区 / 县
＿＿＿＿＿＿＿＿＿＿＿＿＿＿＿（街道门牌号）

医保类型（可多选）|__|__|__|__|
1= 城镇职工基本医保　2= 城镇居民医保　3= 新农合
4= 商业医疗保险　5= 自费　888= 其他，＿＿＿＿

1. 基本情况

1.1 婚姻 |__|
1= 未婚　2= 在婚　3= 丧偶　4= 离婚

1.2 民族 |__|
1= 汉族　2= 壮族　3= 回族　4= 维吾尔族　5= 满族
6= 土家族　888= 其他，＿＿＿＿

1.3 学历 |__|
1= 研究生　2= 大学本科　3= 大学专科
4= 中等职业教育　5= 普通高中　6= 初中　7= 小学
8= 未正规上过学　888= 其他，＿＿＿＿

1.4 职业 |__|
1= 国家公务员　2= 专业技术人员　3= 职员
4= 企业管理人员　5= 工人　6= 农民　7= 学生
8= 现役军人　9= 自由职业者　10= 个体经营者
11= 无业人员　12= 退（离）休人员
888= 其他，＿＿＿＿

1.5 血型（可多选）|__|__|__|
1=A 型　2=B 型　3=O 型　4=AB 型
5=Rh 阴性　6=Rh 阳性

2. 诊断信息

2.1 发病日期：＿＿＿年＿＿＿月＿＿＿日

2.2 入院日期：＿＿＿年＿＿＿月＿＿＿日

2.3 出院日期：＿＿＿年＿＿＿月＿＿＿日

2.4 出院主要诊断：＿＿＿＿＿疾病编码＿＿＿＿

2.5 出院其他诊断 1：＿＿＿＿＿疾病编码＿＿＿＿

2.6 出院其他诊断 2：＿＿＿＿＿疾病编码＿＿＿＿

2.7 出院其他诊断 3：＿＿＿＿＿疾病编码＿＿＿＿

2.8 是否为新发肿瘤 |__|　0= 否　1= 是

2.9 是否为原发肿瘤 |__|
0= 否，非原发肿瘤
1= 是，|__|　1= 原发单一肿瘤　2= 多原发肿瘤

2.10 诊断依据 |__|
1= 临床诊断
2= 临床检查（如：X 线、CT、超声、PETCT、ECT、MRI、内镜）
3= 特异性肿瘤标志物（生化、免疫、肿瘤标志物）
4= 细胞学检查
5= 转移灶的组织学检查
6= 原发肿瘤的组织学检查

2.11 肿瘤部位（可多选）|__|__|__|
1= 宫颈外部　2= 宫颈管　3= 原发部位不详
888= 其他，＿＿＿＿

2.12 分期
2.12.1 FIGO 分期 |__|
0= 无（跳转至 2.12.3）　1= 有
2.12.2 FIGO 分期情况
1= I 期，具体为 |__|　1=IA，具体为 |__|　1=1A1 2=1A2
　2=IB，具体为 |__|　1=1B1 2=1B2 3=1B3　999= 不详
2=II 期，具体为 |__|　1=IIA，具体为 |__|
　1=IIA1 2=IIA2 2=IIB　999= 不详
3=III 期，具体为 |__|
　1=IIIA 2=IIIB 3=IIIC，具体为 |__|
　4=IIIC1 5=IIIC2　999= 不详
4=IV 期，具体为 |__|　1=IVA 2=IVB　999= 不详
2.12.3 若无明确分期，请填写以下内容：
肿瘤最大直径：＿＿＿＿＿＿cm
是否有脉管癌栓 |__|　0= 否　1= 是
淋巴结转移部位：＿＿＿＿＿＿
淋巴结转移个数：＿＿＿＿＿＿
是否有远处器官转移 |__|　0= 否　1= 是
如果有，转移器官为＿＿＿＿＿＿
2.12.4 ICD-O-3 编码
解剖学 C＿＿＿＿＿＿＿＿
形态学 N＿＿＿＿＿＿＿＿
行为＿＿＿＿＿＿＿＿
分级＿＿＿＿＿＿＿＿

2.13 病理类型（可多选）|__|__|__|__|
1= 鳞癌　　　2= 腺癌　3= 腺鳞癌　4= 小细胞癌
5= 浆液性癌　6= 子宫内膜样癌　7= 透明细胞癌
8= 癌肉瘤　　888= 其他，＿＿＿＿

2.14 肿瘤标志物及基因检测情况

标志物	是否检测 （0= 否， 1=是）	检测结果 （0= 阴性， 1= 阳性）
HPV	|__|	|__|
SCC–Ag	|__|	|__|
CA125	|__|	|__|
错配修复基因表达缺失（dMMR）	|__|	|__|
高度微卫星不稳定（MSI–H）	|__|	|__|
PD–L1	|__|	|__|
TMB–H 阈值	|__|	|__|
NTRK 基因融合	|__|	|__|

3. 治疗情况

3.1 治疗项目（可多选）\|__\|\|__\|\|__\|
　0= 未接受治疗（跳转至 4） 1= 手术治疗（填写 3.2）
　2= 化学治疗（填写 3.3）　 3= 放射治疗（填写 3.4）
　4= 靶向治疗（填写 3.5）　 5= 免疫治疗（填写 3.6）
　6= 内分泌治疗　 7= 中医治疗　 8= 介入治疗
　9= 止痛治疗　　 888= 其他，_____

3.2 手术类型（可多选）\|__\|\|__\|\|__\|
　0= 宫颈锥形切除术　　 1= 单纯宫颈切除术
　2=A 型子宫切除术　　 3=B 型子宫切除术
　4=C 型子宫切除术　　 5= 双侧卵巢切除术
　6= 双侧输卵管切除术　 7= 盆腔淋巴结切除术
　8= 腹主动脉旁淋巴结切除术
　9= 开腹手术　　 10= 微创手术
　11= 阴式手术　　 888= 其他，_____

3.3 化疗
3.3.1 化疗时间：_____ 年 ____ 月 ___ 日
3.3.2 化疗方式 \|__\|
　1= 术前 2= 术后 3= 与放疗同步 4= 单纯化疗
3.3.3 化疗方案（可多选）\|__\|\|__\|\|__\|
　1= 紫杉醇 + 顺铂　　 2= 拓扑替康 + 顺铂
　3= 紫杉醇 + 卡铂　　 4= 吉西他滨 + 顺铂
　5= 长春瑞滨 + 顺铂　 6= 依托泊苷 + 顺铂
　7= 依托泊苷 + 卡铂　 888= 其他，_____
3.3.4 化疗疗程 \|__\|
　1=1~10，\|__\| 疗程（1~10 的具体数字）
　2=10 疗程以上

3.4 放疗
3.4.1 是否为首程放疗 \|__\|
　0= 否，再程　　 1= 是，首程
3.4.2 放疗时间：_____ 年 ____ 月 ___ 日
3.4.3 放疗方式 \|__\|
　1= 术前同步放化疗　 2= 术前放疗
　3= 术后同步放化疗　 4= 术后放疗
　5= 近距离放疗　　 6= 术中放疗
　7= 根治性放化疗　 8= 根治性放疗
　9= 姑息性放化疗　 10= 姑息性放疗
　888= 其他，_____

3.4.4 放疗技术 \|__\|
　1= 三维适形放疗　　 2= 适形调强放疗
　3= 立体定向放疗　　 4= 放射性粒子植入
　5= 质子重离子　　 888= 其他，_____
3.4.5 放疗类别 \|__\|
　1= 外放疗　　　　 2= 腔内放疗
　3= 外放疗 + 腔内放疗 4= 组织间放疗
　5= 放疗 + 热疗　　 888= 其他，_____

3.5 靶向治疗
3.5.1 治疗时间：_____ 年 ____ 月 ___ 日
3.5.2 靶向药物 \|__\|
　1= 贝伐单抗 888= 其他，_____

3.6 免疫治疗
3.6.1 治疗时间：_____ 年 ____ 月 ___ 日
3.6.2 免疫治疗药物 \|__\|
　1= 帕博丽珠单抗　 888= 其他，_____

4. 随访信息

4.1 身高：_____ 厘米

4.2 体重：_____ 公斤

4.3 您是否吸烟 \|__\|
　0= 从不吸烟
　1= 是，目前仍在吸烟，
　每天吸烟数量（支）\|__\|，吸烟年数 \|__\|
　2= 曾经吸烟，现已戒烟，
　吸烟年数 \|__\|，戒烟年数 \|__\|

4.4 您是否与吸烟的家人共同生活超过 20 年 \|__\|
　0= 否（跳转至 4.5）　 1= 是
4.4.1 该家人平均每天吸烟 \|__\| 支
4.4.2 该家人共吸烟 \|__\| 年
4.4.3 该家人目前是否戒烟 \|__\|
　0= 否（跳转至 4.5）　 1= 是
4.4.3.1 该家人是否戒烟超过 15 年 \|__\|
　0= 否　　 1= 是

4.5 您是否与吸烟的同事同室工作超过 20 年 \|__\|
　0= 否　　 1= 是

4.6 您是否饮酒 \|__\|
　0= 否（跳转至 4.7）　 1= 是
4.6.1 饮酒情况

种类	0= 否 1= 是	每天饮酒量	饮酒年限
啤酒	|__|	|__||__||__| 毫升 / 天	|__||__| 年
低度白酒 <40 度	|__|	|__||__| 两 / 天	|__||__| 年
高度白酒 ≥ 40 度	|__|	|__||__| 两 / 天	|__||__| 年
葡萄酒	|__|	|__||__| 毫升 / 天	|__||__| 年
黄酒	|__|	|__||__| 毫升 / 天	|__||__| 年
米酒	|__|	|__||__| 两 / 天	|__||__| 年

说明：啤酒 750 毫升相当于一两白酒；葡萄酒或黄酒（200 毫升）相当于一两白酒

4.7 您是否曾患有生殖系统疾病 |___|
  0=无（跳转至4.8） 1=有
4.7.1 如果有相关疾病史，具体为（填下列序号，可多选）
|___||___||___|
  1=宫颈癌前病变 2=宫颈糜烂 3=宫颈炎症
  4=尿道感染 5=淋病 6=梅毒 7=阴道滴虫
  8=霉菌感染 888=其他，_____

4.8 您的直系亲属中是否有人曾患癌症 |___|
  0=否（跳转至4.9） 1=是
4.8.1 恶性肿瘤家族史

亲属关系	肿瘤名称	发病年龄
|__|	|__||__|	|__|
|__|	|__||__|	|__|
|__|	|__||__|	|__|
|__|	|__||__|	|__|
|__|	|__||__|	|__|

一级亲属：01=母亲 02=父亲 03=姐妹 04=兄弟 05=子女
二级亲属：06=祖父母 07=外祖父母 08=叔伯姑 09=舅姨
三级亲属：10=堂兄弟姐妹 11=表兄弟姐妹 888=其他

4.9 女性生理生育史
4.9.1 月经年龄 ____ 岁
4.9.2 月经是否规律 |___|
  0=否（跳转至4.7.4） 1=是
4.9.3 月经周期 |___||___| 天
4.9.4 月经持续天数 |___||___| 天
4.9.5 是否绝经 |___|
  0=否 1=是，绝经年龄 _____ 岁
4.9.6 是否有生育史 |___|
  0=否 1=是，活产年龄 _____ 岁，
  孕 ___ 次，产 ___ 次
4.9.7 是否使用激素替代治疗 |___|
  0=否
  1=是，仅雌激素（如更宝芬、补佳乐、协坤、维尼安、更乐、倍美力、得美素、欧适可、松奇、康美华、尼尔雌醇等）
  2=是，雌孕激素联合（如诺康律、诺更宁、克龄蒙、倍美安、倍美盈等）
4.9.7.1 激素替代治疗使用年数 |___||___|（年）

4.10 是否有过女性生殖系统相关手术史 |___|
  0=否（跳转至4.11）
  1=是，|___||___||___|（可多选）
    1=子宫手术 2=输卵管手术史 3=卵巢手术史
4.10.1 如果是进行过女性生殖系统手术，共有 |___| 次

4.11 近两年是否参加过宫颈癌筛查（细胞学或HPV）
|___|
  0=否 1=是

4.12 随访日期：_____ 年 _____ 月 _____ 日

4.13 接触状态 |___|
  1=存活（跳转至5）2=死亡 3=失访（跳转至4.16）

4.14 死亡日期：_____ 年 _____ 月 _____ 日

4.15 死亡原因 |___| 0=非肿瘤 1=肿瘤

4.16 失访原因 |___|
  1=拒访 2=搬迁 3=失联 4=查无此人
  888=其他，_____

5. 住院费用清单

项目	内容
总诊治费用	
床位费	
诊查费	
检查费	
治疗费	
手术费	
化验费	
护理费	
药品费	
其他费用	

附录 1.8　卵巢癌信息登记表

登记号码 |__|__|__|__|__|__|__|__|__|__|__|__|__|__|__|
（年份 2 位、重庆 2 位、区县 2 位、街道 2 位、医院 3 位、序号 6 位）

姓名：_____　病案号：_____

身份证：|__|__|__|__|__|__|__|__|__|__|__|__|__|__|__|__|__|__|

出生日期：|__|__|__|__|__|__|__|__|__|

手机：_____

联系人 1：_____　联系人 1 电话：_____

联系人 2：_____　联系人 2 电话：_____

工作单位及地址：_____

家庭住址：_____ 省 _____ 市 _____ 区 / 县
_____（街道门牌号）

医保类型（可多选）|__||__||__|
1= 城镇职工基本医保　2= 城镇居民医保　3= 新农合
4= 商业医疗保险　5= 自费　888= 其他，_____

1. 基本情况

1.1 婚姻 |__|
1= 未婚　2= 在婚　3= 丧偶　4= 离婚

1.2 民族 |__|
1= 汉族　2= 壮族　3= 回族　4= 维吾尔族　5= 满族
6= 土家族　888= 其他，_____

1.3 学历 |__|
1= 研究生　2= 大学本科　3= 大学专科
4= 中等职业教育　5= 普通高中　6= 初中　7= 小学
8= 未正规上过学　888= 其他，_____

1.4 职业 |__|
1= 国家公务员　　2= 专业技术人员　　3= 职员
4= 企业管理人员　5= 工人　6= 农民　7= 学生
8= 现役军人　9= 自由职业者　10= 个体经营者
11= 无业人员　12= 退（离）休人员
888= 其他，_____

1.5 血型（可多选）|__||__||__|
1=A 型　　2=B 型　　3=O 型　　4=AB 型
5=Rh 阴性　6=Rh 阳性

2. 诊断信息

2.1 发病日期：_____ 年 ____ 月 ____ 日

2.2 入院日期：_____ 年 ____ 月 ____ 日

2.3 出院日期：_____ 年 ____ 月 ____ 日

2.4 出院主要诊断：_____ 疾病编码 _____

2.5 出院其他诊断 1：_____ 疾病编码 _____

2.6 出院其他诊断 2：_____ 疾病编码 _____

2.7 出院其他诊断 3：_____ 疾病编码 _____

2.8 是否为新发肿瘤 |__|　0= 否　1= 是

2.9 是否为原发肿瘤 |__|
0= 否，非原发肿瘤
1= 是，|__| 1= 原发单一肿瘤　2= 多原发肿瘤

2.10 诊断依据 |__|
1= 临床诊断
2= 临床检查（如：X 线、CT、超声、PETCT、ECT、MRI、内镜）
3= 特异性肿瘤标志物（生化、免疫、肿瘤标志物）
4= 细胞学检查
5= 转移灶的组织学检查
6= 原发肿瘤的组织学检查

2.11 分期
2.11.1 FIGO 分期 |__|
0= 无（跳转至 2.11.3）　1= 有
2.11.2 FIGO 分期情况
1= I 期，具体为 |__| 1=IA　2=IB　3=IC　999= 不详
2=II 期，具体为 |__| 1=IIA　2=IIB　999= 不详
3=III 期，具体为 |__|
　1=IIIA，具体为 |__| 1=IIIA1　　2=IIIA1（i）
　　　　　　　　　　3=IIIA1（ii）4=IIIA2
　2=IIIB
　3=IIIC
999= 不详
4=IV 期，具体为 |__|1=IVA　2=IVB
2.11.3 若无明确 FIGO 分期，请选择下列序号 |__|
1= I 期（肿瘤局限于卵巢或输卵管）
2= II 期 [肿瘤累及一侧或双侧卵巢或输卵管，伴有盆腔蔓延（在骨盆缘以下）或腹膜（Tp）]
3= III 期 [肿瘤累及一侧或双侧卵巢或输卵管，或原发性腹膜癌，伴有细胞学或组织学确认的盆腔外腹膜播散，和（或）转移至腹膜后淋巴结]
4= IV 期（腹腔之外的远处转移或者肝实质转移）
2.11.4 ICD–O–3 编码
解剖学 C_____
形态学 N_____
行为 _____
分级 _____

2.12 病理类型（可多选）|__||__||__||__|
1= 上皮性肿瘤（跳转至 2.11.1）
2= 性索 – 间质肿瘤（填写 2.11.2）
3= 生殖细胞肿瘤（填写 2.11.3）
888= 其他，_____
2.12.1 如果病理类型为上皮性肿瘤，具体为 |__|
1= 浆液性肿瘤　　　2= 粘液性肿瘤
3= 子宫内膜样肿瘤　4= 透明细胞肿瘤
5= Brenner 肿瘤　　6= 交界性浆液性肿瘤

7= 交界性粘液性肿瘤　　8= 子宫内膜样交界性肿瘤
9= 透明细胞交界性肿瘤　10= 交界性 Brenner 肿瘤
2.12.1.1 病理分级，具体为 |＿|
　1= 高分化　　　2= 中分化　　3= 低分化
　4= 低级别浆液性癌　5= 高级别浆液性癌
2.12.2 如果病理类型为性索 – 间质肿瘤，具体为 |＿|
　1= 幼年型粒层细胞瘤　2= 成年型粒层细胞瘤
　3= 卵泡膜细胞瘤　4= 纤维瘤　888= 其他，＿＿＿＿＿
2.12.3 如果病理类型为生殖细胞肿瘤，具体为 |＿|
　1= 成熟性畸胎瘤　2= 未成熟畸胎瘤　3= 卵黄囊瘤
　4= 胚胎性癌　　5= 无性细胞瘤　888= 其他，＿＿＿＿＿

2.13 肿瘤标志物及基因检测情况

标志物	是否检测 （0= 否， 1= 是）	检测结果 （0= 阴性， 1= 阳性）
CA125	|＿|	|＿|
CA199	|＿|	|＿|
HE4	|＿|	|＿|
HRD	|＿|	|＿|
BRAC–1	|＿|	|＿|
BRAC–2	|＿|	|＿|
错配修复基因表达缺失（dMMR）	|＿|	|＿|
高度微卫星不稳定（MSI-H）	|＿|	|＿|

3. 治疗情况

3.1 治疗项目（可多选）|＿||＿||＿||＿|
　0= 未接受治疗（跳转至 4）1= 手术治疗（填写 3.2）
　2= 化学治疗（填写 3.3）　　3= 放射治疗（填写 3.4）
　4= 靶向治疗（填写 3.5）　　5= 免疫治疗
　6= 内分泌治疗（填写 3.6）7= 中医治疗
　8= 介入治疗　　9= 止痛治疗　888= 其他，＿＿＿＿＿＿

3.2 手术类型（可多选）|＿||＿||＿||＿|
　0= 卵巢癌根治术（全子宫及双侧附件切除术 + 大网膜
　切除术）
　1= 卵巢癌全面分期术　2= 中间卵巢癌细胞减灭术
　3= 卵巢癌二次减瘤术　4= 患侧附件切除术
　5= 盆腔淋巴结切除　　6= 腹主动脉旁淋巴结切除
　6= 大网膜切除　　　　7= 卵巢癌超根治术
　8= 姑息手术　　　　　888= 其他，＿＿＿＿＿＿
3.2.1 术后残留病灶|＿|
　1=R0　2=R1　3=R2　888= 其他，＿＿＿＿＿＿

3.3 化疗
3.3.1 化疗时间：＿＿＿＿年 ＿＿月 ＿＿日
3.3.2 化疗方式（可多选）|＿||＿||＿|
　1= 新辅助化疗　2= 术前　3= 术中　4= 术后
　5= 与放疗同步　6= 单纯化疗
3.3.3 化疗方案（可多选）|＿||＿||＿||＿|
　1= 紫杉醇 + 卡铂　　2= 多柔比星脂质体 + 卡铂
　3= 多西他赛 + 卡铂
　4= 奥沙利铂 + 亚叶酸钙 +5– 氟尿嘧啶
　5= 奥沙利铂 + 卡培他滨　6= 顺铂 + 异环磷酰胺

7= 卡铂 + 异环磷酰胺　　8= 伊立替康 + 顺铂
9= 吉西他滨　10= 卡培他滨　　11= 紫杉醇
12= 奥沙利铂　13= 多西他赛　　14= 伊立替康
15= 培美曲塞　16= 异环磷酰胺　17= 托普替康
888= 其他，＿＿＿＿＿＿
3.3.4 化疗疗程 |＿|
　1=1~10，|＿| 疗程（1~10 的具体数字）
　2=10 疗程以上

3.4 放疗
3.4.1 是否为首程放疗 |＿| 0= 否，再程　1= 是，首程
3.4.2 放疗时间 ＿＿＿＿年 ＿＿月 ＿＿日
3.4.3 放疗方式 |＿|
　1= 术前同步放化疗　　　　2= 术前放疗
　3= 术后同步放化疗　　　　4= 术后放疗
　5= 近距离放疗　　　　　　6= 术中放疗
　7= 根治性放化疗　　　　　8= 根治性放疗
　9= 姑息性放化疗　　　　　10= 姑息性放疗
　888= 其他，＿＿＿＿＿＿
3.4.4 放疗技术 |＿|
　1= 三维适形放疗　2= 适形调强放疗
　3= 立体定向放疗　4= 放射性粒子植入
　5= 质子重离子　　888= 其他，＿＿＿＿＿＿
3.4.5 放疗类别 |＿|
　1= 外放疗　2= 腔内放疗　3= 外放疗 + 腔内放疗
　4= 组织间放疗　5= 放疗 + 热疗　888= 其他，＿＿＿＿

3.5 靶向治疗
3.5.1 靶向治疗时间 ＿＿＿＿年 ＿＿月 ＿＿日
3.5.2 靶向治疗药物（可多选）|＿||＿||＿|
　1= 奥拉帕利　2= 尼拉帕利　　3= 氟唑帕利
　4= 帕米帕利　5= 贝伐单抗
　888= 其他，＿＿＿＿＿＿

3.6 内分泌治疗
3.6.1 治疗时间：＿＿＿＿年 ＿＿月 ＿＿日
3.6.2 内分泌治疗药物（可多选）|＿||＿||＿|
　1= 来曲唑　　　2= 阿那曲唑　3= 依西美坦
　4= 亮丙瑞林　　5= 他莫昔芬　6= 氟维司群
　7= 甲地孕酮　888= 其他，＿＿＿＿＿＿

4. 随访信息

4.1 身高：＿＿＿＿＿＿＿＿＿＿厘米

4.2 体重＿＿＿＿＿＿＿＿＿公斤

4.3 您是否吸烟 |＿|
　0= 从不吸烟
　1= 是，目前仍在吸烟，
　　每天吸烟数量（支）|＿|，吸烟年数 |＿|
　2= 曾经吸烟，现已戒烟，
　　吸烟年数 |＿|，戒烟年数 |＿|

4.4 您是否与吸烟的家人共同生活超过 20 年 |＿|
　0= 否（跳转至 4.5）1= 是
4.4.1 该家人平均每天吸烟 |＿| 支
4.4.2 该家人共吸烟 |＿| 年

4.4.3 该家人目前是否戒烟 |＿|
　0= 否（跳转至 4.5） 1= 是
4.4.3.1 该家人是否戒烟超过 15 年 |＿|
　0= 否　 1= 是

4.5 您是否与吸烟的同事同室工作超过 20 年 |＿|
　0= 否　 1= 是

4.6 您是否饮酒 |＿|
　0= 否（跳转至 4.7）　 1= 是
4.6.1 饮酒情况

种类	0= 否 1= 是	每天饮酒量	饮酒年限
啤酒	|＿|	|＿|＿|＿| 毫升 / 天	|＿|＿| 年
低度白酒 <40 度	|＿|	|＿|＿| 两 / 天	|＿|＿| 年
高度白酒 ≥ 40 度	|＿|	|＿|＿| 两 / 天	|＿|＿| 年
葡萄酒	|＿|	|＿|＿| 毫升 / 天	|＿|＿| 年
黄酒	|＿|	|＿|＿| 毫升 / 天	|＿|＿| 年
米酒	|＿|	|＿|＿| 两 / 天	|＿|＿| 年

说明:啤酒 750 毫升相当于一两白酒;葡萄酒或黄酒（200 毫升）
相当于一两白酒

4.7 您是否曾患有生殖系统疾病 |＿|
　0= 无（跳转至 4.8）　 1= 有

4.7.1 如果有相关疾病史,具体为（填下列序号,可多选）
|＿\|＿\|＿|
　1=HPV 感染　 2= 卵巢囊肿　 3= 骨盆腔炎
　4= 多囊卵巢综合征　 5= 子宫内膜异位症
　6= 宫外孕 7= 妇科慢性炎症　 888= 其他,

4.8 您的直系亲属中是否有人曾患癌症 |＿|
　0= 否（跳转至 4.9）　 1= 是
4.8.1 恶性肿瘤家族史

亲属关系	肿瘤名称	发病年龄
|＿|＿|	|＿|＿|＿|	|＿|＿|
|＿|＿|	|＿|＿|＿|	|＿|＿|
|＿|＿|	|＿|＿|＿|	|＿|＿|
|＿|＿|	|＿|＿|＿|	|＿|＿|
|＿|＿|	|＿|＿|＿|	|＿|＿|

一级亲属 : 01= 母亲 02= 父亲　 03= 姐妹　 04= 兄弟　 05= 子女
二级亲属 : 06= 祖父母 07= 外祖父母　 08= 叔伯姑　 09= 舅姨
三级亲属 : 10= 堂兄弟姐妹 11= 表兄弟姐妹 888= 其他

4.9 女性生理生育史
4.9.1 月经年龄 ＿＿ 岁
4.9.2 月经是否规律 |＿|
　0= 否（跳转至 4.9.4）　 1= 是

4.9.3 月经周期（天）|＿\|＿| 天
4.9.4 月经持续天数 |＿\|＿| 天
4.9.5 是否绝经 |＿|
　0= 否　 1= 是,绝经年龄 ＿＿＿＿ 岁
4.9.6 是否有生育史 |＿|
　0= 否　 1= 是,活产年龄 ＿＿ 岁,孕 ＿＿ 次,产 ＿＿ 次
4.9.7 是否使用激素替代治疗 |＿|
　0= 否
　1= 是,仅雌激素（如更宝芬、补佳乐、协坤、维尼安、
更乐、倍美力、得美素、欧适可、松奇、康美华、尼尔
雌醇等）
　2= 是,雌孕激素联合（如诺康律、诺更宁、克龄蒙、
倍美安、倍美盈等）
4.9.7.1 激素替代治疗使用年数 |＿\|＿|（年）

4.10 是否有过女性生殖系统相关手术史 |＿|
　0= 否（跳转至 4.11）
　1= 是, |＿\|＿\|＿|（可多选）
　　1= 子宫手术　 2= 输卵管手术史　 3= 卵巢手术史
4.10.1 如果是进行过女性生殖系统手术,共有 |＿| 次

4.11 随访日期 : ＿＿＿＿ 年 ＿＿＿ 月 ＿＿＿＿ 日

4.12 接触状态 |＿|
　1= 存活（跳转至 5）2= 死亡　 3= 失访（跳转至 4.15）

4.13 死亡日期 : ＿＿＿＿ 年 ＿＿＿ 月 ＿＿＿＿ 日

4.14 死亡原因 |＿|　 0= 非肿瘤　 1= 肿瘤

4.15 失访原因 |＿|
　1= 拒访　 2= 搬迁　 3= 失联　 4= 查无此人
　888= 其他,

5. 住院费用清单

项目	内容
总诊治费用	
床位费	
诊查费	
检查费	
治疗费	
手术费	
化验费	
护理费	
药品费	
其他费用	

附录 1.9　子宫内膜癌信息登记表

登记号码 |＿|＿|＿|＿|＿|＿|＿|＿|＿|＿|＿|＿|＿|＿|＿|＿|＿|
（年份 2 位、重庆 2 位、区县 2 位、街道 2 位、医院 3 位、序号 6 位）

姓名：＿＿＿＿＿＿＿病案号：＿＿＿＿＿＿＿

身份证：|＿|＿|＿|＿|＿|＿|＿|＿|＿|＿|＿|＿|＿|＿|＿|＿|＿|

出生日期：|＿|＿|＿|＿|＿|＿|＿|＿|

手机：＿＿＿＿＿＿＿＿＿＿

联系人 1：＿＿＿＿＿＿联系人 1 电话：＿＿＿＿＿

联系人 2：＿＿＿＿＿＿联系人 2 电话：＿＿＿＿＿

工作单位及地址：＿＿＿＿＿＿＿＿＿＿

家庭住址：＿＿＿＿省＿＿＿＿市＿＿＿＿区 / 县
＿＿＿＿＿＿＿＿＿＿（街道门牌号）

医保类型（可多选）|＿||＿||＿||＿|
1= 城镇职工基本医保　2= 城镇居民医保　3= 新农合
4= 商业医疗保险　5= 自费　888= 其他，＿＿＿＿＿

1. 基本情况

1.1 婚姻 |＿|
1= 未婚　2= 在婚　3= 丧偶　4= 离婚

1.2 民族 |＿|
1= 汉族　2= 壮族　3= 回族　4= 维吾尔族　5= 满族
6= 土家族　888= 其他，＿＿＿＿＿

1.3 学历 |＿|
1= 研究生　2= 大学本科　3= 大学专科
4= 中等职业教育　5= 普通高中　6= 初中　7= 小学
8= 未正规上过学　888= 其他，＿＿＿＿＿＿＿＿＿

1.4 职业 |＿|
1= 国家公务员　2= 专业技术人员　3= 职员
4= 企业管理人员　5= 工人　6= 农民　7= 学生
8= 现役军人　9= 自由职业者　10= 个体经营者
11= 无业人员　12= 退（离）休人员
888= 其他，＿＿＿＿＿

1.5 血型（可多选）|＿||＿||＿|
1=A 型　2=B 型　3=O 型　4=AB 型
5=Rh 阴性　6=Rh 阳性

2. 诊断信息

2.1 发病日期：＿＿＿＿年＿＿＿月＿＿＿日

2.2 入院日期：＿＿＿＿年＿＿＿月＿＿＿日

2.3 出院日期：＿＿＿＿年＿＿＿月＿＿＿日

2.4 出院主要诊断：＿＿＿＿＿疾病编码＿＿＿＿＿

2.5 出院其他诊断 1：＿＿＿＿＿疾病编码＿＿＿＿＿

2.6 出院其他诊断 2：＿＿＿＿＿疾病编码＿＿＿＿＿

2.7 出院其他诊断 3：＿＿＿＿＿疾病编码＿＿＿＿＿

2.8 是否为新发肿瘤 |＿|　0= 否　1= 是

2.9 是否为原发肿瘤 |＿|
0= 否，非原发肿瘤
1= 是，|＿|　1= 原发单一肿瘤　2= 多原发肿瘤

2.10 诊断依据 |＿|
1= 临床诊断
2= 临床检查（如：X 线、CT、超声、PETCT、ECT、MRI、内镜）
3= 特异性肿瘤标志物（生化、免疫、肿瘤标志物）
4= 细胞学检查
5= 转移灶的组织学检查
6= 原发肿瘤的组织学检查

2.11 肿瘤部位（可多选）|＿||＿||＿||＿|
1= 宫体　　　　2= 侵及宫体外但未超过真骨盆
3= 侵及真骨盆外　4= 原发部位不详

2.12 分期
2.12.1 FIGO 分期 |＿|　0= 无（跳转至 2.12.3）1= 有
2.12.2 FIGO 分期情况
1=I 期，具体为 |＿|
　1=IA，具体为 |＿|　1=1A1　2=1A2
　2=IB，具体为 |＿|　1=1B1　2=1B2
　3=1B3　999= 不详
2=II 期，具体为 |＿|
　1=IIA，具体为 |＿|　1=IIA1　2=IIA2
　2=IIB　999= 不详
3=III 期，具体为 |＿|
　1=IIIA　2=IIIB　3=IIIC，具体为 |＿|
　4=IIIC1　5=IIIC2　999= 不详
4=IV 期，具体为 |＿|　1=IVA　2=IVB　999= 不详
2.12.3 若无明确 FIGO 分期，请选择下列序号 |＿|
1= I 期（肿瘤局限于子宫体）
2= II 期（癌侵犯宫颈间质，但未扩散至子宫外）
3= III 期（肿瘤局部和 / 或区域扩散）
4= IV 期（癌侵犯膀胱和 / 或肠黏膜，和 / 或远处转移）
2.12.4 ICD–O–3 编码
解剖学 C＿＿＿＿＿＿
形态学 N＿＿＿＿＿＿
行为 ＿＿＿＿＿＿
分级 ＿＿＿＿＿＿

2.13 病理类型（可多选）|＿||＿||＿||＿|
1= 子宫内膜样腺癌　2= 浆液性癌　3= 透明细胞癌
4= 混合性癌　5= 未分化癌　6= 中肾腺癌
7= 黏液性癌，肠型　8= 癌肉瘤　9= 鳞状细胞癌
10= 神经内分泌肿瘤　888= 其他，＿＿＿＿＿

2.14 肿瘤标志物及基因检测情况

标志物	是否检测 （0= 否， 1= 是 ）	检测结果 （0= 阴性， 1= 阳性 ）
CA125	|__|	|__|
CRP	|__|	|__|
错配修复基因缺陷（dMMR）	|__|	|__|
高度微卫星不稳定（MSI-H）	|__|	|__|
微卫星状态（MSS）基因检测	|__|	|__|
POLE 基因超突变检测	|__|	|__|
TP53	|__|	|__|
MLH1	|__|	|__|
MSH2	|__|	|__|
PMS2	|__|	|__|
MSH6		

3. 治疗情况

3.1 治疗项目（可多选）\|__\|\|__\|\|__\|
　0= 未接受治疗（跳转至 4） 1= 手术治疗（填写 3.2）
　2= 化学治疗（填写 3.3） 　3= 放射治疗（填写 3.4）
　4= 靶向治疗（填写 3.5） 　5= 免疫治疗（填写 3.6）
　6= 内分泌治疗（填写 3.7） 7= 中医治疗
　8= 介入治疗 　9= 止痛治疗 888= 其他，_____
3.1.1 治疗是否保留生育功能 \|__\|
　0= 否 　1= 是

3.2 手术方式（可多选）\|__\|\|__\|\|__\|
　0= 全子宫切除术 　3= 双侧输卵管卵巢切除术
　4= 盆腔淋巴结切除 5= 腹主动脉旁淋巴结切除
　6= 开腹 7= 微创 8= 阴式 9= 大网膜切除术
　888= 其他，_____

3.3 化疗
3.3.1 化疗时间：_____ 年 ___ 月 ___ 日
3.3.2 化疗方式 \|__\|
　1= 术前 　2= 术后 　3= 与放疗同步 4= 单纯化疗
3.3.3 化疗方案（可多选）\|__\|\|__\|\|__\|
　1= 卡铂 + 紫杉醇 　2= 卡铂 + 紫杉醇
　3= 卡铂 + 多西他赛 4= 顺铂 + 多柔比星
　5= 顺铂 + 多柔比星 + 紫杉醇 6= 卡铂 + 紫杉醇
　7= 异环磷酰胺 + 紫杉醇 8= 顺铂 + 异环磷酰胺
　888= 其他，_____
3.3.4 化疗疗程 \|__\|
　1=1~10，\|__\| 疗程（1~10 的具体数字）
　2=10 疗程以上

3.4 放疗
3.4.1 是否为首程放疗 \|__\|
　0= 否，再程 　1= 是，首程
3.4.2 放疗时间：_____ 年 ___ 月 ___ 日
3.4.3 放疗方式 \|__\|
　1= 术前同步放化疗 　2= 术前放疗
　3= 术后同步放化疗 　4= 术后放疗
　5= 近距离放疗 　6= 术中放疗

　7= 根治性放化疗 　8= 根治性放疗
　9= 姑息性放化疗 　10= 姑息性放疗
　888= 其他，_____
3.4.4 放疗技术 \|__\|
　1= 三维适形放疗 2= 适形调强放疗
　3= 立体定向放疗 4= 放射性粒子植入
　5= 质子重离子 888= 其他，_____
3.4.5 放疗类别 \|__\|
　1= 外放疗 2= 腔内放疗 3= 外放疗 + 腔内放疗
　4= 组织间放疗 5= 放疗 + 热疗 888= 其他，_____

3.5 靶向治疗
3.5.1 治疗时间：_____ 年 ___ 月 ___ 日
3.5.2 靶向治疗药物 \|__\|
　1= 贝伐单抗 888= 其他，_____

3.6 免疫治疗
3.6.1 治疗时间：_____ 年 ___ 月 ___ 日
3.6.2 免疫治疗药物 \|__\|
　1= 帕博丽珠单抗 888= 其他，_____

3.7 内分泌治疗
3.7.1 治疗时间：_____ 年 ___ 月 ___ 日
3.7.2 内分泌治疗药物（可多选）\|__\|\|__\|
　1= 醋酸甲羟孕酮 2= 甲地孕酮
　3= 左炔诺孕酮 4= 他莫昔芬
　5= 氟维司群 6= 来曲唑
　888= 其他，_____

4. 随访信息

4.1 身高：_____ 厘米

4.2 体重：_____ 公斤

4.3 您是否吸烟 \|__\|
　0= 从不吸烟
　1= 是，目前仍在吸烟，
　　每天吸烟数量（支）\|__\|，吸烟年数 \|__\|
　2= 曾经吸烟，现已戒烟，
　　吸烟年数 \|__\|，戒烟年数 \|__\|

4.4 您是否与吸烟的家人共同生活超过 20 年 \|__\|
　0= 否（跳转至 4.5） 1= 是
4.4.1 该家人平均每天吸烟 \|__\| 支
4.4.2 该家人共吸烟 \|__\| 年
4.4.3 该家人目前是否戒烟 \|__\|
　0= 否（跳转至 4.5） 1= 是
4.4.3.1 该家人是否戒烟超过 15 年 \|__\|
　0= 否 　1= 是

4.5 您是否与吸烟的同事同室工作超过 20 年 \|__\|
　0= 否 　1= 是

4.6 您是否饮酒 \|__\|
　0= 否（跳转至 4.7） 　1= 是

4.6.1 饮酒情况

种类	0=否 1=是	每天饮酒量	饮酒年限
啤酒	|__|	|__||__||__|毫升/天	|__||__|年
低度白酒<40度	|__|	|__||__|两/天	|__||__|年
高度白酒≥40度	|__|	|__||__|两/天	|__||__|年
葡萄酒	|__|	|__||__|毫升/天	|__||__|年
黄酒	|__|	|__||__|毫升/天	|__||__|年
米酒	|__|	|__||__|两/天	|__||__|年

说明：啤酒750毫升相当于一两白酒；葡萄酒或黄酒（200毫升）相当于一两白酒

4.7 您是否曾患有生殖系统疾病 |__|
0=无（跳转至4.8） 1=有
4.7.1 如果有相关疾病史，具体为（填下列序号，可多选）
|__||__||__||__|
1=HPV感染 2=卵巢囊肿 3=骨盆腔炎
4=多囊卵巢综合征 5=子宫内膜异位症 6=宫外孕
7=妇科慢性炎症 8=其他，具体为 _____

4.8 您的直系亲属中是否有人曾患癌症 |__|
0=否（跳转至4.9） 1=是
4.8.1 恶性肿瘤家族史

亲属关系	肿瘤名称	发病年龄
|__||__|	|__||__||__||__|	|__||__|
|__||__|	|__||__||__||__|	|__||__|
|__||__|	|__||__||__||__|	|__||__|
|__||__|	|__||__||__||__|	|__||__|
|__||__|	|__||__||__||__|	|__||__|

一级亲属：01=母亲 02=父亲 03=姐妹 04=兄弟 05=子女
二级亲属：06=祖父母 07=外祖父母 08=叔伯姑 09=舅姨
三级亲属：10=堂兄弟姐妹 11=表兄弟姐妹 888=其他

4.9 女性生理生育史
4.9.1 月经年龄 _____ 岁
4.9.2 月经是否规律 |__|
0=否（跳转至4.9.4） 1=是
4.9.3 月经周期 |__||__|天
4.9.4 月经持续天数 |__||__|天
4.9.5 是否绝经 |__|
0=否 1=是，绝经年龄 _____岁，

4.9.6 是否有生育史 |__|
0=否 1=是，活产年龄 ___岁，孕__次，产__次
4.9.7 是否使用激素替代治疗 |__|
0=否
1=是，仅雌激素（如更宝芬、补佳乐、协坤、维尼安、更乐、倍美力、得美素、欧适可、松奇、康美华、尼尔雌醇等）2=是，雌孕激素联合（如诺康律、诺更宁、克龄蒙、倍美安、倍美盈等）
4.9.7.1 激素替代治疗使用年数 |__||__|（年）

4.10 您是否曾有女性生殖系统相关手术史 |__|
0=否（跳转至4.11）
1=是，|__||__||__|（可多选）
1=子宫手术 2=输卵管手术史 3=卵巢手术史
4.10.1 如果是进行过女性生殖系统手术，共有 |__|次

4.11 随访日期：_____年____月_____日

4.12 接触状态 |__|
1=存活（跳转至5） 2=死亡 3=失访（跳转至4.15）

4.13 死亡日期：_____年____月_____日

4.14 死亡原因 |__| 0=非肿瘤 1=肿瘤

4.15 失访原因 |__|
1=拒访 2=搬迁 3=失联 4=查无此人
888=其他，_____

5. 住院费用清单

项目	本次住院花费
总诊治费用	
床位费	
诊查费	
检查费	
治疗费	
手术费	
化验费	
护理费	
药品费	
其他费用	

附录 1.10　甲状腺癌信息登记表

登记号码 |＿|＿|＿|＿|＿|＿|＿|＿|＿|＿|＿|＿|＿|＿|＿|＿|
（年份 2 位、重庆 2 位、区县 2 位、街道 2 位、医院 3 位、序号 6 位）

姓名：＿＿＿＿＿＿＿＿ 病案号：＿＿＿＿＿＿＿

身份证：|＿|＿|＿|＿|＿|＿|＿|＿|＿|＿|＿|＿|＿|＿|＿|＿|＿|＿|

出生日期：|＿|＿|＿|＿|＿|＿|＿|＿|

手机：＿＿＿＿＿＿＿＿＿＿＿＿＿＿

联系人 1：＿＿＿＿＿ 联系人 1 电话：＿＿＿＿＿

联系人 2：＿＿＿＿＿ 联系人 2 电话：＿＿＿＿＿

工作单位及地址：＿＿＿＿＿＿＿＿＿＿＿

家庭住址：＿＿＿＿ 省 ＿＿＿ 市 ＿＿＿ 区/县
＿＿＿＿＿＿＿＿＿＿＿（街道门牌号）

医保类型（可多选）|＿|＿|＿|＿|
1= 城镇职工基本医保 2= 城镇居民医保 3= 新农合
4= 商业医疗保险 5= 自费 888= 其他，＿＿＿

1. 基本情况

1.1 性别 |＿| 1= 男 2= 女

1.2 婚姻 |＿|
1= 未婚 2= 在婚 3= 丧偶 4= 离婚

1.3 民族 |＿|
1= 汉族 2= 壮族 3= 回族 4= 维吾尔族 5= 满族
6= 土家族 888= 其他，＿＿＿＿

1.4 学历 |＿|
1= 研究生 2= 大学本科 3= 大学专科
4= 中等职业教育 5= 普通高中 6= 初中 7= 小学
8= 未正规上过学 888= 其他，＿＿＿＿

1.5 职业 |＿|
1= 国家公务员 2= 专业技术人员 3= 职员
4= 企业管理人员 5= 工人 6= 农民 7= 学生
8= 现役军人 9= 自由职业者 10= 个体经营者
11= 无业人员 12= 退（离）休人员
888= 其他，＿＿＿

1.6 血型（可多选）|＿|＿|＿|
1=A 型 2=B 型 3=O 型 4=AB 型
5=Rh 阴性 6=Rh 阳性

2. 诊断信息

2.1 发病日期：＿＿＿＿年 ＿＿＿月 ＿＿＿日

2.2 入院日期：＿＿＿＿年 ＿＿＿月 ＿＿＿日

2.3 出院日期：＿＿＿＿年 ＿＿＿月 ＿＿＿日

2.4 出院主要诊断：＿＿＿＿＿疾病编码＿＿＿＿

2.5 出院其他诊断 1：＿＿＿＿疾病编码＿＿＿＿

2.6 出院其他诊断 2：＿＿＿＿疾病编码＿＿＿＿

2.7 出院其他诊断 3：＿＿＿＿疾病编码＿＿＿＿

2.8 是否为新发肿瘤 |＿| 0= 否 1= 是

2.9 是否为原发肿瘤 |＿|
0= 否，非原发肿瘤
1= 是，|＿| 1= 原发单一肿瘤 2= 多原发肿瘤

2.10 诊断依据 |＿|
1= 临床诊断
2= 临床检查（如：X 线、CT、超声、PETCT、ECT、MRI、内镜）
3= 特异性肿瘤标志物（生化、免疫、肿瘤标志物）
4= 细胞学检查
5= 转移灶的组织学检查
6= 原发肿瘤的组织学检查

2.11 肿瘤部位（可多选）|＿|＿|＿|
1= 峡部 2= 左叶 3= 右叶 4= 旁腺
5= 异位 6= 原发部位不详 888= 其他，＿＿＿

2.12 分期
2.12.1 TNM 分期 |＿|
0= 无（跳转至 2.12.4） 1= 有
2.12.2 TNM 分期情况
　T 分期 |＿|
　　0=Tis
　　1=T1，具体为 |＿| 1=T1a 2=T1b 999= 不详
　　2=T2
　　3=T3
　　4=T4，具体为 |＿| 1=T4a 2=T4b 999= 不详
　N 分期 |＿|
　　0=N0
　　1=N1，具体为 |＿| 1=N1a 2=N1b 999= 不详
　M 分期 |＿| 0=M0 1=M1 999= 不详
2.12.3 临床分期 |＿|
　1=I 期
　2=II 期
　3=III 期
　4=IV 期，具体为 |＿| 1=IVA 2=IVB 3=IVC 999= 不详
2.12.4 若无明确分期，请填写以下内容：
　肿瘤最大直径：＿＿＿＿＿＿cm
　是否有脉管癌栓 |＿| 0= 否 1= 是
　淋巴结转移部位：＿＿＿＿＿
　淋巴结转移个数：＿＿＿＿＿
　是否有远处器官转移 |＿| 0= 否 1= 是
　　如果有，转移器官为 ＿＿＿＿＿
2.12.5 ICD-O-3 编码
　解剖学 C＿＿＿＿
　形态学 N＿＿＿＿
　行为 ＿＿＿＿＿
　分级 ＿＿＿＿＿

2.13 病理类型（可多选）|＿|＿|＿|＿|
1= 乳头状癌（PTC） 2= 滤泡癌（FTC）
3= 髓样癌（MTC） 4= 嗜酸细胞癌
5= 未分化癌（ATC） 6= 鳞状细胞癌
7= 黏液表皮样癌 8= 粘液癌 9= 低分化癌
10= 淋巴瘤 888= 其他，＿＿＿＿

2.14 甲状腺功能检测 |__|
0= 未检测（跳转至 2.14） 1= 检测
2.14.1 甲状腺功能检测情况

检测项	检测结果 （0= 正常，1= 增加，2= 降低，999= 未知）
TSH	|__|
FT3	|__|
FT4	|__|
T3	|__|
T4	|__|
TGA	|__|
Anti–TPO	|__|

2.15 肿瘤标志物及基因检测情况

标志物	是否检测 （0= 否，1= 是）	检测结果 （0= 阴性，1= 阳性）
CEA	|__|	|__|
CT	|__|	|__|
Tg	|__|	|__|
TSHR	|__|	|__|
Ki–67	|__|	|__|
TP53	|__|	|__|
BRAF V600E 突变	|__|	|__|
RAS	|__|	|__|
NRAS61 突变	|__|	|__|
HRAS61 突变	|__|	|__|
KRAS12/13 突变	|__|	|__|
RET	|__|	|__|
TERT	|__|	|__|
EGFR	|__|	|__|
NTRK 突变	|__|	|__|

3. 治疗情况

3.1 治疗项目（可多选）|__||__||__|
0= 未接受治疗（跳转至 4） 1= 手术治疗（填写 3.2）
2= 化学治疗（填写 3.3） 3= 放射治疗（填写 3.4）
4= 靶向治疗（填写 3.5） 5= 免疫治疗（填写 3.6）
6= 内分泌治疗 7= 中医治疗
8= 介入治疗（消融治疗、碘 125 粒子植入）
9= 止痛治疗 10= 碘 131 治疗（填写 3.7）
888= 其他，_____

3.2 手术方式（可多选）|__||__||__|
0= 甲状腺部分切除术 1= 甲状腺腺叶加峡部切除术
2= 甲状腺全部切除术 3= 单侧 6 区淋巴结清扫
4= 双侧 6 区淋巴结清扫 5= 单侧颈淋巴结清扫
6= 双侧侧颈淋巴结清扫 7= 颈段气管部分切除术
8= 颈段食管部分切除术 888= 其他，_____

3.3 化疗
3.3.1 化疗时间 _____ 年 ___ 月 ___ 日

3.3.2 化疗方式 |__|
1= 诱导 2= 新辅助 3= 与放疗同步 4= 单纯化疗
3.3.3 化疗方案（可多选）|__||__||__|
1= 紫杉醇 + 顺铂 2= 紫杉醇脂质体 + 顺铂
3= 白蛋白紫杉醇 + 顺铂 4= 多西他赛 + 顺铂
5= 紫杉醇 + 奈达铂 6= 紫杉醇脂质体 + 奈达铂
7= 白蛋白紫杉醇 + 奈达铂 8= 多西他赛 + 奈达铂
9= 紫杉醇 + 顺铂 +5–FU 888= 其他，_____
3.3.4 化疗疗程 |__|
1=1~10，|__| 疗程（1~10 的具体数字）
2=10 疗程以上

3.4 放疗
3.4.1 是否为首程放疗 |__| 0= 否，再程 1= 是，首程
3.4.2 放疗时间： _____ 年 ___ 月 ___ 日
3.4.3 放疗方式 |__|
1= 术前同步放化疗 2= 术前放疗
3= 术后同步放化疗 4= 术后放疗
5= 近距离放疗 6= 术中放疗
7= 根治性放化疗 8= 根治性放疗
9= 姑息性放化疗 10= 姑息性放疗
888= 其他，_____
3.4.4 放疗技术 |__|
1= 三维适形放疗 2= 适形调强放疗
3= 立体定向放疗 4= 放射性粒子植入
5= 质子重离子 888= 其他，_____
3.4.5 放疗类别 |__|
1= 外放疗 2= 腔内放疗 3= 外放疗 + 腔内放疗
4= 组织间放疗 5= 放疗 + 热疗 888= 其他，_____

3.5 靶向治疗
3.5.1 治疗时间： _____ 年 ___ 月 ___ 日
3.5.2 靶向药物 |__|
1= 索拉非尼 2= 仑伐替尼 3= 舒尼替尼
4= 阿帕替尼 5= 帕唑替尼 6= 阿昔替尼
7= 凡德他尼 8= 卡博替尼 9= 安罗替尼
10= 厄洛替尼 11= 尼洛替尼 12= 阿法替尼
13= 吉非替尼 888= 其他，_____

3.6 免疫治疗
3.6.1 治疗时间： _____ 年 ___ 月 ___ 日
3.6.2 免疫治疗药物 |__|
1= 帕博丽珠单抗 2= 卡瑞利珠单抗
3= 信迪利单抗 4= 西妥昔单抗
5= 曲妥珠单抗 6= 帕妥珠单抗
7= 尼妥珠单抗 8= 利妥昔单抗
9= 贝伐珠单抗 10= 派安普利单抗
888= 其他，_____

3.7 碘 131 治疗
3.7.1 治疗时间： _____ 年 ___ 月 ___ 日
3.7.2 碘 131 治疗剂量 |__|
0=100 mCi 1=150 mCi
2=200 mCi 3=250 mCi
4=300 mCi 888= 其他，_____
3.7.3 碘 131 治疗效果 |__|
0= 一次清除 1= 二次清除
2= 三次清除 3= 三次以上清除
4= 碘抵抗 5= 疾病进展（PD）

3.7.4 碘 131 疗程 |___|
　1=1~10，|___| 疗程（1~10 的具体数字）
　2=10 疗程以上

3.8 治疗效果 |___|
　0= 完全缓解（CR）　　1= 部分缓解（PR）
　2= 疾病稳定（NC/SD）　3= 疾病进展（PD）

4. 随访信息

4.1 身高：_____厘米

4.2 体重：_____公斤

4.3 您是否吸烟 |___|
　0= 从不吸烟
　1= 是，目前仍在吸烟，
　　每天吸烟数量（支）|___|，吸烟年数 |___|
　2= 曾经吸烟，现已戒烟，
　　吸烟年数 |___|，戒烟年数 |___|

4.4 您是否与吸烟的家人共同生活超过 20 年 |___|
　0= 否（跳转至 4.5）　1= 是
4.4.1 该家人平均每天吸烟 |___| 支
4.4.2 该家人共吸烟 |___| 年
4.4.3 该家人目前是否戒烟 |___|
　0= 否（跳转至 4.5）　1= 是
4.4.3.1 该家人是否戒烟超过 15 年 |___|
　0= 否　　　1= 是

4.5 您是否与吸烟的同事同室工作超过 20 年 |___|
　0= 否　　　1= 是

4.6 您是否饮酒 |___|
　0= 否（跳转至 4.7）　1= 是
4.6.1 饮酒情况

种类	0= 否 1= 是	每天饮酒量	饮酒年限
啤酒	|___|	|___||___||___| 毫升 / 天	|___||___| 年
低度白酒 <40 度	|___|	|___||___| 两 / 天	|___||___| 年
高度白酒 ≥ 40 度	|___|	|___||___| 两 / 天	|___||___| 年
葡萄酒	|___|	|___||___| 毫升 / 天	|___||___| 年
黄酒	|___|	|___||___| 毫升 / 天	|___||___| 年
米酒	|___|	|___||___| 两 / 天	|___||___| 年

说明：啤酒 750 毫升相当于一两白酒；葡萄酒或黄酒（200 毫升）相当于一两白酒

4.7 您是否曾患有甲状腺疾病 |___|
　0= 无（跳转至 4.8）　1= 有
4.7.1 如果有相关疾病史，具体为（填下列序号，可多选）
|___||___||___|
　1=Graves 病　　　　2= 结节性甲状腺肿
　3= 单纯性甲状腺肿　4= 甲状腺功能亢进
　5= 亚急性甲状腺炎
　6= 慢性淋巴细胞性甲状腺炎（桥本氏甲状腺炎）
　7= 甲状腺良性肿瘤　8= 甲状腺功能减退
　888= 其他，_____

4.8 您是否有长期射线暴露接触史 |___|
　0= 否　　　1= 是

4.9 您的直系亲属中是否有人曾患癌症 |___|
　0= 否（跳转至 4.10）　1= 是

4.9.1 恶性肿瘤家族史

亲属关系	肿瘤名称	发病年龄
|___||___|	|___||___||___||___|	|___||___|
|___||___|	|___||___||___||___|	|___||___|
|___||___|	|___||___||___||___|	|___||___|
|___||___|	|___||___||___||___|	|___||___|
|___||___|	|___||___||___||___|	|___||___|

一级亲属：01= 母亲 02= 父亲 03= 姐妹 04= 兄弟 05= 子女
二级亲属：06= 祖父母 07= 外祖父母 08= 叔伯姑 09= 舅姨
三级亲属：10= 堂兄弟姐妹 11= 表兄弟姐妹 888= 其他

4.10 随访日期：_____ 年 _____ 月 _____ 日

4.11 接触状态 |___|
　1= 存活（跳转至 5）2= 死亡 3= 失访（跳转至 4.14）

4.12 死亡日期：_____ 年 _____ 月 _____ 日

4.13 死亡原因 |___|　0= 非肿瘤　1= 肿瘤

4.14 失访原因 |___|
　1= 拒访　2= 搬迁　3= 失联　4= 查无此人
　888= 其他，_____

5. 本次住院费用清单

项目	内容
总诊治费用	
床位费	
诊查费	
检查费	
治疗费	
手术费	
化验费	
护理费	
药品费	
其他费用	

附录 1.11 前列腺癌信息登记表

登记号码 |__|__|__|__|__|__|__|__|__|__|__|__|__|__|__|
（年份2位、重庆2位、区县2位、街道2位、医院3位、序号6位）

姓名：_____ 病案号：_____

身份证 |__|__|__|__|__|__|__|__|__|__|__|__|__|__|__|__|__|__|

出生日期：|__|__|__|__|__|__|__|__|

手机：_____

联系人1：_____ 联系人1电话：_____

联系人2：_____ 联系人2电话：_____

工作单位及地址：_____

家庭住址：_____ 省 _____ 市 _____ 区/县
_____（街道门牌号）

医保类型（可多选）|__|__|__|__|
1= 城镇职工基本医保 2= 城镇居民医保 3= 新农合
4= 商业医疗保险 5= 自费 888= 其他，_____

1. 基本情况

1.1 婚姻 |__|
1= 未婚 2= 在婚 3= 丧偶 4= 离婚

1.2 民族 |__|
1= 汉族 2= 壮族 3= 回族 4= 维吾尔族 5= 满族
6= 土家族 888= 其他，_____

1.3 学历 |__|
1= 研究生 2= 大学本科 3= 大学专科
4= 中等职业教育 5= 普通高中 6= 初中 7= 小学
8= 未正规上过学 888= 其他，_____

1.4 职业 |__|
1= 国家公务员 2= 专业技术人员 3= 职员
4= 企业管理人员 5= 工人 6= 农民 7= 学生
8= 现役军人 9= 自由职业者 10= 个体经营者
11= 无业人员 12= 退（离）休人员
888= 其他，_____

1.5 血型（可多选）|__|__|
1=A 型 2=B 型 3=O 型 4=AB 型
5=Rh 阴性 6=Rh 阳性

2. 诊断信息

2.1 发病日期：_____ 年 _____ 月 _____ 日

2.2 入院日期：_____ 年 _____ 月 _____ 日

2.3 出院日期：_____ 年 _____ 月 _____ 日

2.4 出院主要诊断：_____ 疾病编码 _____

2.5 出院其他诊断1：_____ 疾病编码

2.6 出院其他诊断2：_____ 疾病编码 _____

2.7 出院其他诊断3：_____ 疾病编码 _____

2.8 是否为新发肿瘤 |__| 0= 否 1= 是

2.9 是否为原发肿瘤 |__|
0= 否，非原发肿瘤
1= 是，|__|1= 原发单一肿瘤 2= 多原发肿瘤

2.10 诊断依据 |__|
1= 临床诊断
2= 临床检查（如：X 线、CT、超声、PETCT、ECT、MRI、内镜）
3= 特异性肿瘤标志物（生化、免疫、肿瘤标志物）
4= 细胞学检查
5= 转移灶的组织学检查
6= 原发肿瘤的组织学检查

2.11 分期
2.11.1 TNM 分期 |__|
0= 无（跳转 2.11.3） 1= 有
2.11.2 TNM 分期情况
T 分期 |__|
　0=TX
　1=T1
　2=Tis
　3=T1，具体为 |__| 1=T1a 2=T1b 3=T1c 999= 不详
　4=T2，具体为 |__| 1=T2a 2=T2b 3=T2c 999= 不详
　5=T3，具体为 |__| 1=T3a 2=T3b 999= 不详
　6=T4
N 分期 |__| 0=NX 1=N0 1=N1
M 分期 |__|
　0=M0
　1=M1，具体为 |__|
　1=M1a 2=M1b 3=M1c 999= 不详
2.11.3 若无明确分期，请填写以下内容：
淋巴结转移部位：_____
淋巴结转移个数：_____
是否有远处器官转移 |__| 0= 否 1= 是
　如果有，转移器官为 _____
2.11.4 ICD–O–3 编码
解剖学 C_____
形态学 N_____
行为 _____
分级 _____

2.12 病理类型（可多选）|__|__|__|__|
0= 腺癌（腺泡腺癌）1= 导管内癌
2= 导管腺癌 3= 尿路上皮癌
4= 鳞状细胞癌 5= 腺鳞癌
6= 基底细胞癌 7= 神经内分泌癌
888= 其他，_____

2.13 Gleason 得分情况 |__|
1= 3+3 或 2+4=6 分　　2= 3+4=7 分　　3= 4+3=7 分
4= 4+4=8 分　　　　　　5= 4+4 或 3+5 或 5+3=8 分
6= 4+5 或 5+4=9 分　　7= 5+5=10 分　　999= 不详

2.14 肿瘤标志物及基因检测情况

标志物	是否检测 （0= 否，1= 是）	检测结果 （0= 阴性，1= 阳性）
PSA	|__|	|__|ng/mL（填写具体检测数值）
睾酮	|__|	|__|ng/mL（填写具体检测数值）
BRCA1	|__|	|__|
BRCA2	|__|	|__|
ATM	|__|	|__|
CHEK2	|__|	|__|
N0XB13	|__|	|__|
MLN1	|__|	|__|
MSH2	|__|	|__|
MSH6	|__|	|__|
CDK12	|__|	|__|
PTEN	|__|	|__|

3. 治疗情况

3.1 治疗项目（可多选）|__||__||__|
0= 未接受治疗（跳转至 4）1= 手术治疗（填写 3.2）
2= 化学治疗（填写 3.3）　　3= 放射治疗（填写 3.4）
4= 靶向治疗（填写 3.5）　　5= 免疫治疗
6= 内分泌治疗（填写 3.6）7= 中医治疗
8= 介入治疗　9= 止痛治疗　888= 其他，_____

3.2 手术类型（可多选）|__||__||__|
0= 开放性前列腺癌根治术
1= 腹腔镜前列腺癌根治术（LRP）
2= 经尿道前列腺电切术（TURP）
3= 淋巴结清扫
4= 盆腔淋巴结清扫
5= 睾丸切除术
6= 机器人辅助下的前列腺癌根治术
888= 其他，_____

3.3 化疗
3.3.1 化疗时间：_____ 年 ___ 月 ___ 日
3.3.2 化疗方式 |__|
1= 诱导 2= 新辅助 3= 与放疗同步 4= 单纯化疗
3.3.3 化疗方案（可多选）|__||__||__|
1= 多西他赛 2= 卡巴他赛 3= 顺铂
888= 其他，_____
3.3.4 化疗疗程 |__|
1=1~10，|__|疗程（1~10 的具体数字）
2=10 疗程以上

3.4 放疗
3.4.1 是否为首程放疗 |__|
 0= 否，再程　　1= 是，首程
3.4.2 放疗时间：_____ 年 ___ 月 ___ 日
3.4.3 放疗方式 |__|
 1= 术前同步放化疗　　　2= 术前放疗
 3= 术后同步放化疗　　　4= 术后放疗
 5= 近距离放疗　　　　　6= 术中放疗
 7= 根治性放化疗　　　　8= 根治性放疗
 9= 姑息性放化疗　　　　10= 姑息性放疗
888= 其他，_____
3.4.4 放疗技术 |__|
 1= 三维适形放疗　　　　2= 适形调强放疗
 3= 立体定向放疗　　　　4= 放射性粒子植入
 5= 质子重离子　　　　　6= 锶 89
 7= 镭 223　　　　　　　888= 其他，_____
3.4.5 放疗类别 |__|
 1= 外放疗　　　　　　　2= 腔内放疗
 3= 外放疗 + 腔内放疗　4= 组织间放疗
 5= 放疗 + 热疗　　　　888= 其他，_____

3.5 靶向治疗
3.5.1 治疗时间：_____ 年 ___ 月 ___ 日
3.5.2 靶向治疗药物（可多选）|__||__|
 1= 地舒单抗　2= 奥拉帕尼　888= 其他，_____

3.6 内分泌治疗
3.6.1 治疗时间：_____ 年 ___ 月 ___ 日
3.6.2 内分泌治疗药物（可多选）|__||__|
 1= 亮丙瑞林　　2= 戈舍瑞林　　3= 曲普瑞林
 4= 比卡鲁胺　　5= 氟他胺　　　6= 阿比特龙
 7= 恩杂卢胺　　8= 阿帕他胺　　9= 达罗他胺
 10= 地加瑞克　888= 其他，_____

3.7 治疗效果 |__|
 0= 完全缓解（CR）　　1= 部分缓解（PR）
 2= 疾病稳定（NC/SD）3= 疾病进展（PD）
 4= 去势抵抗性前列腺癌（CRPC）

4. 随访信息

4.1 身高：_____ 厘米

4.2 体重：_____ 公斤

4.3 您是否吸烟 |__|
 0= 从不吸烟
 1= 是，目前仍在吸烟，
 　每天吸烟数量（支）|__|，吸烟年数 |__|
 2= 曾经吸烟，现已戒烟，
 　吸烟年数 |__|，戒烟年数 |__|

4.4 您是否与吸烟的家人共同生活超过 20 年 |__|
 0= 否（跳转至 4.5）1= 是
4.4.1 该家人平均每天吸烟 |__| 支
4.4.2 该家人共吸烟 |__| 年

4.4.3 该家人目前是否戒烟 |＿＿|
　0= 否（跳转至 4.5）　1= 是
4.4.3.1 该家人是否戒烟超过 15 年 |＿＿|
　0= 否　1= 是

4.5 您是否与吸烟的同事同室工作超过 20 年 |＿＿|
　0= 否　1= 是

4.6 您是否饮酒 |＿＿|
　0= 否（跳转至 4.7）　1= 是
4.6.1 饮酒情况

种类	0= 否 1= 是	每天饮酒量	饮酒年限
啤酒	|＿|	|＿||＿||＿| 毫升 / 天	|＿||＿| 年
低度白酒 <40 度	|＿|	|＿||＿| 两 / 天	|＿||＿| 年
高度白酒 ≥ 40 度	|＿|	|＿||＿| 两 / 天	|＿||＿| 年
葡萄酒	|＿|	|＿||＿| 毫升 / 天	|＿||＿| 年
黄酒	|＿|	|＿||＿| 毫升 / 天	|＿||＿| 年
米酒	|＿|	|＿||＿| 两 / 天	|＿||＿| 年

说明：啤酒 750 毫升相当于一两白酒；葡萄酒或黄酒（200 毫升）相当于一两白酒

4.7 您是否曾患有前列腺疾病 |＿＿|
　0= 无（跳转至 4.8）　1= 有
4.7.1 如果有相关疾病史，具体为（填下列序号，可多选）
|＿＿||＿＿||＿＿|
　1= 急性前列腺炎　　2= 良性前列腺增生
　3= 急性附睾炎　　4= 结扎史
　5= 慢性前列腺炎　　888= 其他，＿＿＿＿＿＿

4.8 前列腺相关治疗药物服用史 |＿＿|
　0= 无（跳转至 4.9）　1= 有
4.8.1 如果有相关药物服用史，具体为（填下列序号，可多选）|＿＿||＿＿||＿＿|
　1= 非那雄胺 / 保列治　　2= 哈乐 / 坦索罗辛
　3= 阿司匹林　4= 二甲双胍　5= 其他口服降糖药物
　6= 胰岛素　7= 降血压药物　8= 泼尼松 / 糖皮质激素
　888= 其他，＿＿＿＿＿＿

4.9 您的直系亲属中是否有人曾患癌症 |＿＿|
　0= 否（跳转至 4.10）　1= 是
4.9.1 恶性肿瘤家族史

亲属关系	肿瘤名称	发病年龄
|＿||＿|	|＿||＿||＿||＿|	|＿||＿|
|＿||＿|	|＿||＿||＿||＿|	|＿||＿|
|＿||＿|	|＿||＿||＿||＿|	|＿||＿|
|＿||＿|	|＿||＿||＿||＿|	|＿||＿|
|＿||＿|	|＿||＿||＿||＿|	|＿||＿|

一级亲属：01= 母亲　02= 父亲　03= 姐妹　04= 兄弟　05= 子女
二级亲属：06= 祖父母　07= 外祖父母　08= 叔伯姑　09= 舅姨
三级亲属：10= 堂兄弟姐妹　11= 表兄弟姐妹　888= 其他

4.10 是否有前列腺手术史 |＿＿|　0= 否　1= 是

4.11 随访日期：＿＿＿＿ 年 ＿＿＿ 月 ＿＿＿ 日

4.12 接触状态 |＿＿|
　1= 存活（跳转至 5）2= 死亡　3= 失访（跳转至 4.15）

4.13 死亡日期：＿＿＿＿ 年 ＿＿＿ 月 ＿＿＿ 日

4.14 死亡原因 |＿＿|　　0= 非肿瘤　　1= 肿瘤

4.15 失访原因 |＿＿|
　1= 拒访　2= 搬迁　3= 失联　4= 查无此人
　888= 其他

5. 本次住院费用清单

项目	内容
总诊治费用	
床位费	
诊查费	
检查费	
治疗费	
手术费	
化验费	
护理费	
药品费	
其他费用	

附录 1.12　通用版信息登记表

登记号码 |__|__|__|__|__|__|__|__|__|__|__|__|__|__|__|__|
（年份 2 位、重庆 2 位、区县 2 位、街道 2 位、医院 3 位、序号 6 位）

姓名：_____ 病案号：_____

身份证 |__|__|__|__|__|__|__|__|__|__|__|__|__|__|__|__|__|__|

出生日期 |__|__|__|__|__|__|__|__|

手机：_____

联系人 1：_____ 联系人 1 电话：_____

联系人 2：_____ 联系人 2 电话：_____

工作单位及地址：_____

家庭住址：_____ 省 _____ 市 _____ 区 / 县
_____（街道门牌号）

医保类型（可多选）|__|__|__|__|
　1= 城镇职工基本医保　2= 城镇居民医保　3= 新农合
　4= 商业医疗保险　5= 自费　888= 其他，_____

1. 基本情况

1.1 性别 |__|　1= 男性　2= 女性

1.2 婚姻 |__|
　1= 未婚　2= 在婚　3= 丧偶　4= 离婚

1.3 民族 |__|
　1= 汉族　2= 壮族　3= 回族　4= 维吾尔族　5= 满族
　6= 土家族　888= 其他，_____

1.4 学历 |__|
　1= 研究生　　　2= 大学本科　3= 大学专科
　4= 中等职业教育　5= 普通高中　6= 初中
　7= 小学　　　　8= 未正规上过学
　888= 其他，_____

1.5 职业 |__|
　1= 国家公务员　2= 专业技术人员　3= 职员
　4= 企业管理人员　5= 工人　　　　6= 农民
　7= 学生　　　　8= 现役军人　　　9= 自由职业者
　10= 个体经营者　　11= 无业人员
　12= 退（离）休人员　888= 其他，_____

1.6 血型（可多选）|__|__|__|
　1=A 型　　2=B 型　　3=O 型　　4=AB 型
　5=Rh 阴性　6=Rh 阳性

2. 诊断信息

2.1 发病日期：_____ 年 _____ 月 _____ 日

2.2 入院日期：_____ 年 _____ 月 _____ 日

2.3 出院日期：_____ 年 _____ 月 _____ 日

2.4 出院主要诊断：_____ 疾病编码 _____

2.5 出院其他诊断 1：_____ 疾病编码 _____

2.6 出院其他诊断 2：_____ 疾病编码 _____

2.7 出院其他诊断 3：_____ 疾病编码 _____

2.8 是否为新发肿瘤 |__|　1= 是　2= 否

2.9 是否为原发肿瘤 |__|
　1= 是，|__|　1= 原发单一肿瘤　2= 多原发肿瘤
　2= 否，非原发肿瘤

2.10 诊断依据 |__|
　1= 临床诊断
　2= 临床检查（如：X 线、CT、超声、PETCT、ECT、
MRI、内镜）
　3= 特异性肿瘤标志物（生化、免疫、肿瘤标志物）
　4= 细胞学检查
　5= 转移灶的组织学检查
　6= 原发肿瘤的组织学检查

2.11 成对器官时请填写肿瘤部位 |__|
　1= 左侧　　2= 右侧　　3= 双侧　　4= 原发部位不详

2.12 分期
2.12.1 TNM 分期
　T 分期 |__|
　　0=Tis
　　1=T1，具体为 |__| 1=T1a 2=T1b 3=T1c 999= 不详
　　2=T2，具体为 |__| 1=T2a 2=T2b 3=T2c 999= 不详
　　3=T3，具体为 |__| 1=T3a 2=T3b 3=T3c 999= 不详
　　4=T4，具体为 |__| 1=T4a 2=T4b 3=T4c 999= 不详
　N 分期 |__| 0=N0 1=N1 2=N2 3=N3 999= 不详
　M 分期 |__| 0=M 01=M1 999= 不详
2.12.2 临床分期 |__|
　0=0 期
　1=I 期，具体为 |__| 1=IA 2=IB 3=IC 999= 不详
　2=II 期，具体为 |__| 1=IIA 2=IIB 3=IIC 999= 不详
　3=III 期，具体为 |__| 1=IIIA 2=IIIB 3=IIIC 999= 不详
　4=IV 期，具体为 |__| 1=IVA 2=IVB 3=IVC 999= 不详
2.12.3 ICD-O-3 编码
　解剖学 C_____
　形态学 N_____
　行为 _____
　分级 _____

3. 治疗情况

3.1 治疗项目（可多选）|__|__|__|__|
　0= 未接受治疗（跳转至 4）1= 手术治疗
　2= 化学治疗　　3= 放射治疗
　4= 靶向治疗　　5= 免疫治疗
　6= 内分泌治疗　7= 中医治疗

8= 介入治疗 　9= 止痛治疗 　888= 其他，_____
3.2 治疗效果 |___|
0= 完全缓解（CR） 　1= 部分缓解（PR）
2= 疾病稳定（NC/SD）3= 疾病进展（PD）

4. 随访信息

4.1 身高：_____ 厘米

4.2 体重：_____ 公斤

4.3 您是否吸烟 |___|
0= 从不吸烟
1= 是，目前仍在吸烟，
　　每天吸烟数量（支）|___|，吸烟年数 |___|
2= 曾经吸烟，现已戒烟，
　　吸烟年数 |___|，戒烟年数 |___|

4.4 您是否与吸烟的家人共同生活超过 20 年 |___|
0= 否（跳转至 4.5） 　1= 是
4.4.1 该家人平均每天吸烟 |___| 支
4.4.2 该家人共吸烟 |___| 年
4.4.3 该家人目前是否戒烟 |___|
0= 否（跳转至 4.5） 　1= 是
4.4.3.1 该家人是否戒烟超过 15 年 |___|
0= 否 　1= 是

4.5 您是否与吸烟的同事同室工作超过 20 年 |___|
0= 否 　1= 是

4.6 您是否饮酒 |___|
0= 否（跳转至 4.7） 　1= 是
4.6.1 饮酒情况

种类	0= 否 1= 是	每天饮酒量	饮酒年限
啤酒	|___|	|___||___||___| 毫升 / 天	|___||___| 年
低度白酒 <40 度	|___|	|___||___| 两 / 天	|___||___| 年
高度白酒 ≥ 40 度	|___|	|___||___| 两 / 天	|___||___| 年
葡萄酒	|___|	|___||___| 毫升 / 天	|___||___| 年
黄酒	|___|	|___||___| 毫升 / 天	|___||___| 年
米酒	|___|	|___||___| 两 / 天	|___||___| 年

说明：啤酒 750 毫升相当于一两白酒；葡萄酒或黄酒（200 毫升）相当于一两白酒

4.7 您的直系亲属中是否有人曾患癌症 |___|
0= 否（跳转至 4.8） 　1= 是
4.7.1 恶性肿瘤家族史

亲属关系	肿瘤名称	发病年龄
|__|__|	|__|__|__|__|	|__|__|__|
|__|__|	|__|__|__|__|	|__|__|__|
|__|__|	|__|__|__|__|	|__|__|__|
|__|__|	|__|__|__|__|	|__|__|__|
|__|__|	|__|__|__|__|	|__|__|__|

一级亲属：01= 母亲 02= 父亲 03= 姐妹 04= 兄弟 05= 子女
二级亲属：06= 祖父母 07= 外祖父母 08= 叔伯姑 09= 舅姨
三级亲属：10= 堂兄弟姐妹 11= 表兄弟姐妹 888= 其他

4.8 随访日期：____ 年 ____ 月 ____ 日

4.9 接触状态 |___|
1= 存活（跳转至 5）2= 死亡 　3= 失访（跳转至 4.12）

4.10 死亡日期：____ 年 ____ 月 ____ 日

4.11 死亡原因 |___| 　0= 非肿瘤 　1= 肿瘤

4.12 失访原因 |___|
1= 拒访 　　2= 搬迁 　　3= 失联
4= 查无此人 　888= 其他

5. 本次住院费用清单

项目	内容
总诊治费用	
床位费	
诊查费	
检查费	
治疗费	
手术费	
化验费	
护理费	
药品费	
其他费用	

扫描二维码
可获取本书附录 1 表格

附录 2 各主要癌种临床 TNM 分期编码表

附录 2.1 肺癌 TNM 分期

—— TNM 临床分期 ——

T：原发肿瘤	
TX	原发肿瘤无法评估；或在痰液、支气管冲洗液中找到肿瘤细胞，但影像学或支气管镜检没有可视肿瘤
T0	无原发肿瘤证据
Tis	原位癌，肿瘤最大径 ≤ 3cm，在组织病理学上没有侵袭性成分 [a]
T1	肿瘤最大径 ≤ 3cm，被肺或脏胸膜包绕，支气管镜检肿瘤没有累及叶支气管以上（即没有累及主支气管）[b] T1mi　微浸润型腺癌 [c] T1a　肿瘤最大径 ≤ 1cm [b] T1b　1cm ＜肿瘤最大径 ≤ 2cm [b] T1c　2cm ＜肿瘤最大径 ≤ 3cm [b]
T2	3cm ＜肿瘤最大径 ≤ 5cm；或肿瘤符合以下特征之一 [d]： ·累及主支气管，无论其与隆突的距离，但是没有累及隆突 ·累及脏胸膜 ·伴有延伸到肺门的肺不张或阻塞性肺炎，累及部分或者全肺 T2a　3cm ＜肿瘤最大径 ≤ 4cm T2b　4cm ＜肿瘤最大径 ≤ 5cm
T3	5cm ＜肿瘤最大径 ≤ 7cm，或者直接侵犯下列结构之一：壁层胸膜、胸壁（包括肺上沟瘤）、膈神经、壁层心包；或者在和原发肿瘤同一肺叶内出现单个或多个分离肿瘤结节
T4	肿瘤最大径 ＞ 7cm，或者侵犯下列结构之一：膈肌、纵隔、心脏、大血管、气管、喉返神经、食管、椎体、隆突；或者在和原发肿瘤同侧的不同肺叶内出现单个或多个分离肿瘤结节
N：区域淋巴结	
NX	区域淋巴结转移无法确定
N0	无区域淋巴结转移
N1	转移至同侧支气管周围和（或）同侧肺门淋巴结和肺内淋巴结，包括肿瘤直接侵犯
N2	转移至同侧纵隔和（或）隆突下淋巴结
N3	转移至对侧纵隔、对侧肺门淋巴结，同侧或者对侧斜角肌，或锁骨上淋巴结

M：远处转移	
M0	无远处转移
M1	有远处转移 M1a　对侧肺叶单个或多个分离肿瘤结节；胸膜或心包肿瘤结节或恶性胸腔积液或恶性心包积液[e] M1b　胸腔外单个器官的单发的转移[f] M1c　胸腔外单个或多个器官的多发的转移

注：a. Tis 包括原位腺癌和原位鳞癌。

　　b. 任何大小的肿瘤成分的少见的表浅播散（即肿瘤沿气道播散现象），甚至可能延伸至主气管，只要局限于气管壁，仍被定义为 T1a。

　　c. 实性腺癌（最大径 ≤ 3cm），以伏壁生和为主型，且任何中心的最大径上浸润 ≤ 5mm。

　　d. 具有这些特点的 T2 肿瘤如果最大径 ≤ 4cm（或最大径不能确定）被定义为 T2a，如果 4cm < 最大径 ≤ 5cm 则定义为 T2b。

　　e. 大部分肺癌的胸膜（心包）积液是由肿瘤引起的，但在少部分患者中，如果对胸膜（心包）积液进行了多次显微镜下细胞学检查，均未能找到癌细胞，且积液为非血性和非渗出性的，则临床判断积液与肿瘤无关，该积液应不影响肿瘤分期。

　　f. 包括单个远处淋巴结转移的情况。

—— 分期对比 ——

隐匿性癌	TX	N0	M0
0 期	Tis	N0	M0
Ⅰ A 期	T1	N0	M0
Ⅰ A1 期	T1mi	N0	M0
	T1a	N0	M0
Ⅰ A2 期	T1b	N0	M0
Ⅰ A3 期	T1c	N0	M0
Ⅰ B 期	T2a	N0	M0
Ⅱ A 期	T2b	N0	M0
Ⅱ B 期	T1a~c；T2a，b	N1	M0
	T3	N0	M0
Ⅲ A 期	T1a~c；T2a，b	N2	M0
	T3	N1	M0
	T4	N0，N1	M0
Ⅲ B 期	T1a~c；T2a，b	N3	M0
	T3，T4	N2	M0
Ⅲ C 期	T3，T4	N3	M0
Ⅳ 期	任何 T	任何 N	M1
Ⅳ A 期	任何 T	任何 N	M1a，M1b
Ⅳ B 期	任何 T	任何 N	M1c

附录 2.2　肝内胆管癌 TNM 分期

—— TNM 临床分期 ——

T：原发肿瘤	
TX	原发肿瘤无法评估
T0	无原发肿瘤证据
Tis	原位癌（胆管内肿瘤）
T1a	单发肿瘤最大径 ≤ 5cm，无血管浸润
T1b	单发肿瘤最大径 > 5cm，无血管浸润
T2	单发肿瘤伴肝内血管浸润，或多发肿瘤伴或不伴血管浸润
T3	肿瘤穿透脏腹膜
T4	肿瘤侵及邻近肝外组织
N：区域淋巴结	
NX	区域淋巴结转移无法确定
N0	无区域淋巴结转移
N1	有区域淋巴结转移
M：远处转移	
M0	无远处转移
M1	有远处转移

—— 分期对比 ——

0 期	Tis	N0	M0
Ⅰ 期	T1	N0	M0
Ⅰ A 期	T1a	N0	M0
Ⅰ B 期	T1b	N0	M0
Ⅱ 期	T2	N0	M0
Ⅲ A 期	T3	N0	M0
Ⅲ B 期	T4	N0	M0
	任何 T	N1	M0
Ⅳ期	任何 T	任何 N	M1

附录 2.3 肝细胞癌 TNM 分期

—— TNM 临床分期 ——

T：原发肿瘤	
TX	原发肿瘤无法评估
T0	无原发肿瘤证据
T1a	单个肿瘤最大径 ≤ 2cm，有或无血管浸润
T1b	单个肿瘤最大径 > 2cm，无血管浸润
T2	单个肿瘤最大径 > 2cm 伴肝内血管浸润，或多发肿瘤，最大径均 ≤ 5cm
T3	多发肿瘤，任一肿瘤最大径 > 5cm
T4	肿瘤直接侵及胆囊以外的邻近器官（包括膈肌），或侵及门静脉或肝静脉的主要分支，或肿瘤穿透脏腹膜
N：区域淋巴结	
NX	区域淋巴结转移无法确定
N0	无区域淋巴结转移
N1	有区域淋巴结转移
M：远处转移	
M0	无远处转移
M1	有远处转移

—— 分期对比 ——

Ⅰ A 期	T1a	N0	M0
Ⅰ B 期	T1b	N0	M0
Ⅱ 期	T2	N0	M0
Ⅲ A 期	T3	N0	M0
Ⅲ B 期	T4	N0	M0
Ⅳ A 期	任何 T	N1	M0
Ⅳ B 期	任何 T	任何 N	M1

附录 2.4 结肠和直肠癌分期标准

—— TNM 临床分期 ——

T：原发肿瘤	
TX	原发肿瘤无法评估
T0	无原发肿瘤证据
Tis	原位癌：侵及固有层 [a]
T1	侵犯黏膜下
T2	侵犯固有肌层
T3	侵及浆膜下层或侵犯无腹膜覆盖的结肠旁或直肠旁组织
T4	直接侵犯其他器官或组织结构 [b, c, d] 和（或）穿透脏腹膜 T4a　肿瘤穿透脏腹膜 T4b　肿瘤直接侵犯其他器官或组织结构

注：a. Tis 包括癌细胞局限于黏膜内固有层，未穿透黏膜肌层侵及黏膜下层。

　　b. 肿瘤穿过脏腹膜侵及表层。

　　c. T4b 中的直接侵犯包括经显微镜证实的通过浆膜侵犯其他器官或结直肠其他节段，或者腹膜后或腹膜下肿瘤，穿透肌层直接侵犯其他器官或组织。

　　d. 肉眼可见肿瘤与其他器官或结构粘连，归为 cT4b，而如果经显微镜检查证实无粘连，则根据解剖浸润深度归为 pT1-3。

N：区域淋巴结	
NX	区域淋巴结转移无法确定
N0	无区域淋巴结转移
N1	有 1～3 个区域淋巴结转移 N1a　有 1 个区域淋巴结转移 N1b　有 2～3 个区域淋巴结转移 N1c　肿瘤种植，例如肿瘤种植（卫星结节）*，在浆膜下或在无腹膜覆盖的结直肠周围软组织，并且无区域淋巴结转移
N2	有 4 个或更多的区域淋巴结转移 N2a　有 4～6 个区域淋巴结转移 N2b　有 7 个或更多的区域淋巴结转移

注：*肿瘤种植（卫星结节），原发肿瘤结肠或直肠周围脂肪组织淋巴引流区内的肉眼或显微镜可见的癌巢或结节，可能是淋巴结的跳跃式传播，病理学检查显示无残留淋巴结或可识别的血管或神经结构。如果血管壁在 H&E、弹力纤维或其他染色中被识别，则被归为血管侵犯（V1/2）或淋巴侵犯（L1）。同理，如果神经结构被识别，则被归为神经周围侵犯（pN1）。肿瘤种植的存在不能改变原发肿瘤的 T 分期，但是如果在病理检查中所有区域淋巴结均为阴性，会将淋巴结分期（N）变为 pN1c。

M：远处转移	
M0	无远处转移
M1	有远处转移 M1a 转移仅局限于一个器官（肝、肺、卵巢、无区域淋巴结），无腹膜转移 M1b 一个以上器官有远处转移 M1c 转移到腹膜伴或不伴其他器官转移

—— 分期对比 ——

0 期	Tis	N0	M0
Ⅰ 期	T1，T2	N0	M0
Ⅱ 期	T3，T4	N0	M0
Ⅱ A 期	T3	N0	M0
Ⅱ B 期	T4a	N0	M0
Ⅱ C 期	T4b	N0	M0
Ⅲ 期	任何 T	N1，N2	M0
Ⅲ A 期	T1，T2	N1	M0
	T1	N2a	M0
Ⅲ B 期	T1，T2	N2b	M0
	T2，T3	N2a	M0
	T3，T4a	N1	M0
Ⅲ C 期	T3，T4a	N2b	M0
	T4a	N2a	M0
	T4b	N1，N2	M0
Ⅳ期	任何 T	任何 N	M1
Ⅳ A 期	任何 T	任何 N	M1a
Ⅳ B 期	任何 T	任何 N	M1b
Ⅳ C 期	任何 T	任何 N	M1c

附录 2.5　胃癌 TNM 分期

—— TNM 临床分期 ——

T：原发肿瘤	
TX	原发肿瘤无法评估
T0	无原发肿瘤证据
Tis	原位癌：未侵及固有层的上皮内肿瘤、重度不典型增生
T1	肿瘤侵及固有层、黏膜肌层或黏膜下层 T1a　肿瘤侵及固有层或黏膜肌层 T1b　肿瘤侵及黏膜下层
T2	肿瘤侵及肌层
T3	肿瘤侵及黏膜下层
T4	肿瘤穿透浆膜层（脏腹膜）或者侵犯邻近结构 [a, b, c] T4a　肿瘤穿透浆膜层 T4b　肿瘤侵犯邻近结构 [a, b]

注：a. 胃的邻近结构包括脾、横结肠、肝脏、膈肌、胰腺、腹壁、肾上腺、肾脏、小肠及腹膜后间隙。

　　b. 透壁性浸润至十二指肠、食管（包括胃）的分期取决于其最大浸润深度。

　　c. 侵及胃结肠韧带或肝胃韧带或大网膜或小网膜的肿瘤，若尚未穿透脏腹膜，归为 T3。

N：区域淋巴结	
NX	区域淋巴结转移无法确定
N0	无区域淋巴结转移
N1	1 ~ 2 个区域淋巴结转移
N2	3 ~ 6 个区域淋巴结转移
N3	7 个或 7 个以上区域淋巴结转移 N3a　7 ~ 15 个区域淋巴结转移 N3b　16 个或 16 个以上区域淋巴结转移
M：远处转移	
M0	无远处转移
M1	有远处转移

注：远处转移包括腹膜种植、腹腔细胞学检查阳性以及非连续性浸润的大网膜肿瘤。

—— 分期对比 ——

0 期	Tis	N0	M0
Ⅰ期	T1, T2	N0, N1	M0
Ⅰ A 期	T1	N0	M0
Ⅰ B 期	T1, T2	N0, N1	M0
Ⅱ A 期	T1, T2, T3	N0, N1, N2	M0
Ⅱ B 期	T1, T2, T3, T4a	N0, N1, N2, N3a	M0
Ⅲ期	T1, T2, T3, T4a, T4b	N1, N2, N3	M0
Ⅲ A 期	T2, T3, T4a, T4b	N0, N1, N2, N3a	M0
Ⅲ B 期	T1, T2, T3, T4a, T4b	N0, N1, N2, N3a, N3b	M0
Ⅲ C 期	T3, T4a, T4b	N3a, N3b	M0
Ⅳ期	任何 T	任何 N	M1

附录 2.6　食管癌 TNM 分期

—— TNM 临床分期 ——

T：原发肿瘤	
TX	原发肿瘤无法评估
T0	无原发肿瘤证据
Tis	原位癌／重度不典型增生
T1	肿瘤侵及黏膜固有层、黏膜肌层或黏膜下层 T1a　肿瘤侵及黏膜固有层或黏膜肌层 T1b　肿瘤侵及黏膜下层
T2	肿瘤侵及固有肌层
T3	肿瘤侵及纤维膜
T4	肿瘤侵及邻近结构 T4a　肿瘤侵及胸膜、心包、奇静脉、膈肌或腹膜 T4b　肿瘤侵及其他邻近结构，如主动脉、椎体或气管
N：区域淋巴结	
NX	区域淋巴结转移无法确定
N0	无区域淋巴结转移
N1	1~2 个区域淋巴结转移
N2	3~6 个区域淋巴结转移
N3	7 个或 7 个以上淋巴结转移
M：远处转移	
M0	无远处转移
M1	有远处转移

—— 分期：食管癌与食管胃交界部癌 ——

鳞状细胞癌临床分期

0 期	Tis	N0	M0
I 期	T1	N0, N1	M0
II 期	T2	N0, N1	M0
	T3	N0	M0
III 期	T1, T2	N2	M0
	T3	N1, N2	M0
IV A 期	T4a, T4b	N0, N1, N2	M0
	任何 T	N3	M0
IV B 期	任何 T	任何 N	M1

腺癌临床分期

0 期	Tis	N0	M0
I 期	T1	N0	M0
II A 期	T1	N1	M0
II B 期	T2	N0	M0
III 期	T2	N1	M0
	T3, T4a	N0, N1	M0
IV A 期	T1~T4a	N2	M0
	T4b	N0, N1, N2	M0
	任何 T	N3	M0
IV B 期	任何 T	任何 N	M1

附录 2.7 乳腺癌 TNM 分期

—— TNM 临床分期 [a] ——

T：原发肿瘤	
TX	原发肿瘤无法评估
T0	无原发肿瘤证据
Tis	原位癌 Tis（DCIS） 导管原位癌 Tis（LCIS） 小叶原位癌 Tis（Paget） 乳头 Paget 病不伴有其下乳腺实质内浸润性癌和（或）原位癌［导管原位癌和（或）小叶原位癌］。与 Paget 病相关的乳腺实质内癌应根据实质病变的大小和特征来分期，尽管仍然应该注意 Paget 病的存在。
T1	肿瘤最大径 ≤ 2cm T1mi 微浸润，最大径 ≤ 0.1cm[b] T1a 0.1cm ＜肿瘤最大径 ≤ 0.5cm T1b 0.5cm ＜肿瘤最大径 ≤ 1cm T1c 1cm ＜肿瘤最大径 ≤ 2cm
T2	2cm ＜肿瘤最大径 ≤ 5cm
T3	肿瘤最大径 ＞ 5cm
T4	肿瘤直接侵犯胸壁和（或）皮肤（溃疡或皮肤结节），无论肿瘤的大小[c] T4a 侵犯胸壁（但不包括只侵犯胸肌） T4b 溃疡，同侧皮肤卫星结节，或皮肤水肿（包括橘皮样变） T4c T4a 加 T4b T4d 炎性乳腺癌[d]

注：a. AJCC 分期不包括小叶原位癌。

    b. 微浸润是指癌细胞突破基底膜进入邻近组织的最大径不超过 0.1cm。当发生多灶微浸润时，仅以最大灶的直径作为分期依据（而不是采用所有单个浸润灶的总和）。应该像对待多发浸润性癌一样重视多灶微浸润癌。

    c. 仅侵犯真皮不能认定是 T4 期。侵犯胸壁包括肋骨、肋间肌、前锯肌，但不包括胸肌。

    d. 炎性乳腺癌以弥漫的类似丹毒发硬皮肤边缘为特征，通常没有肿块。如果皮肤活检为阴性，没有局部可测量的原发病灶，临床炎性乳腺癌（T4d）的病理 T 分期为 pTX。皮肤凹陷、乳头回缩或除了 T4b 和 T4d 外其他的皮肤改变，可能是 T1、T2 或 T3，而不会影响分期。

N：区域淋巴结	
NX	区域淋巴结转移无法确定（如已经切除）
N0	无区域淋巴结转移
N1	同侧 I 组、II 组腋窝淋巴结转移，可活动
	N1 mi 微转移（约 200 个细胞，大于 0.2 毫米，但不大于 2.0 毫米）
N2	同侧 I 组、II 组腋窝淋巴结转移，临床固定或融合；或临床发现 * 的同侧内乳淋巴结转移，但没有腋窝淋巴结转移的临床证据 N2a 腋窝淋巴结转移，相互固定（融合）或与其他结构固定 N2b 仅临床发现 * 的内乳淋巴结转移，但无腋窝淋巴结转移
N3	同侧锁骨下淋巴结转移（腋窝 III 组）伴或不伴 I、II 组腋窝淋巴结受累；或临床发现 * 的同侧内乳淋巴结转移，伴临床明显的 I 组、II 组腋窝淋巴结转移；或同侧锁骨上淋巴结转移伴或不伴腋窝或内乳淋巴结受累 N3a 锁骨下淋巴结转移 N3b 内乳和腋窝淋巴结转移 N3c 锁骨上淋巴结转移

注：* 临床发现的定义为通过临床检查或者影像学检查（除外淋巴显像）发现的并且高度可疑恶性，或基于细针穿刺细胞学检查推断有病理转移。通过针吸活检而不是切除活检确定的转移灶用后缀（f）表示，例如，cN3a（f）。淋巴结切除活检或前哨淋巴结活检，如果不行 pT 分期，则按临床 N 分期，例如 cN1。切除淋巴结活检或前哨淋巴结活检的病理分期（pN）只用在有病理 T 分期时。

M：远处转移	
M0	无远处转移
M1	有远处转移

—— 分期对比 [a] ——

0 型	Tis	N0	M0
I A 期	T1[b]	N0	M0
I B 期	T0，T1	N1mi	M0
II A 期	T0，T1	N1	M0
	T2	N0	M0
II B 期	T2	N1	M0
	T3	N0	M0
III A 期	T0，T1，T2	N2	M0
	T3	N1，N2	M0
III B 期	T4	N0，N1，N2	M0
III C 期	任何 T	N3	M0
IV 期	任何 T	任何 N	M1

注：a. AJCC 还发表了一个关于乳腺癌的预后分组。

　　b. T1 包括 T1mi。

附录 2.8 子宫颈癌 TNM 分期

—— TNM 临床分期与 FGIO 分期 ——

TNM 分期	FIGO 分期	定义
TX		原发肿瘤无法评估
T0		无原发肿瘤证据
Tis		原位癌（浸润前癌）
T1	FIGO Ⅰ 期	肿瘤局限于宫颈 [a]
	T1a[b, c] FIGO Ⅰ A 期	仅在显微镜下可见的浸润癌，从上皮基底部向下测量，间质浸润深度不超过 5mm[b]
	T1a1 FIGO Ⅰ A1 期	间质浸润深度不超过 3mm
	T1a2 FIGO Ⅰ A2 期	间质浸润深度大于 3mm，但不超过 5mm
	T1b FIGO Ⅰ B 期	局限于宫颈的临床可见病灶，或镜下病变范围大于 Ⅰ A 期，间质浸润深度 >5mm
	T1b1 FIGO Ⅰ B1 期	临床可见病灶，最大径 ≤ 2cm
	T1b2 FIGO Ⅰ B2 期	临床可见病灶，最大径于 2cm，但不超过 4cm
	T1b3 FIGO Ⅰ B3 期	临床可见病灶，最大径 > 4cm
T2	FIGO Ⅱ 期	肿瘤侵及宫旁组织，但未达盆壁，或未达阴道下 1/3
	T2a FIGO Ⅱ A 期	无宫旁组织浸润
	T2a1 FIGO Ⅱ A1 期	临床可见病灶，最大径 ≤ 4cm
	T2a2 FIGO Ⅱ A2 期	临床可见病灶，最大径 > 4cm
	T2b FIGO Ⅱ B 期	有宫旁组织浸润，但未达盆壁
T3	FIGO Ⅲ 期	肿瘤累及阴道下 1/3，或侵及盆壁，或导致肾盂积水或无功能肾
	T3a FIGO Ⅲ A 期	肿瘤累及阴道下 1/3，未侵及至盆壁
	T3b FIGO Ⅲ B 期	肿瘤侵及盆壁，或导致肾盂积水或无功能肾
	FIGO Ⅲ C 期	盆腔和 / 或主动脉旁淋巴结受累（包括微转移），与肿瘤大小和范围无关
	FIGO Ⅲ C1 期	仅盆腔淋巴结转移
	FIGO Ⅲ C2 期	主动脉旁淋巴结转移
	FIGO Ⅳ 期	癌已超出真骨盆或已累及、膀胱或直肠黏膜。因此，大疱性水肿不允许将病例分配到 Ⅳ 期
T4	FIGO Ⅳ A 期	扩散到邻近的盆腔器官 [e]
	FIGO Ⅳ B 期	扩散到远处器官

注：a. 侵及宫体予以忽略。

b. 浸润深度应从浸润起始部位的表皮或腺体基底膜开始测量，浸润深度定义为从邻近最表浅上皮乳头的上皮 - 间质交界至肿瘤浸润最深点间的距离。

c. 所有肉眼可见的病灶，即使表浅浸润为 T1b ／ IB 期。

d. 脉管间隙受侵（静脉或淋巴管）不影响分期。

e. 有泡状水肿不足以诊断为 T4。

N：区域淋巴结*	
NX	区域淋巴结转移无法确定
N0	无区域淋巴结转移
N1	区域淋巴结转移至盆腔
N2	区域淋巴结转移至腹主动脉旁淋巴结，伴或不伴盆腔淋巴结阳性

注：*FIGO 无对应 N 分期。

M：远处转移	
M0	无远处转移
M1	有远处转移（包括腹股沟淋巴结、腹膜内病变），除外阴道、盆腔浆膜和附件转移

—— 分期对比 ——

0 期	Tis	N0	M0
Ⅰ 期	T1	N0	M0
Ⅰ A 期	T1a	N0	M0
Ⅰ A1 期	T1a1	N0	M0
Ⅰ A2 期	T1a2	N0	M0
Ⅰ B 期	T1b	N0	M0
Ⅰ B1 期	T1b1	N0	M0
Ⅰ B2 期	T1b2	N0	M0
Ⅰ B3 期	T1b3	N0	M0
Ⅱ 期	T2	N0	M0
Ⅱ A 期	T2a	N0	M0
Ⅱ A1 期	T2a1	N0	M0
Ⅱ A2 期	T2a2	N0	M0
Ⅱ B 期	T2b	N0	M0
Ⅲ 期	T3	N0	M0
Ⅲ A 期	T3a	N0	M0
Ⅲ B 期	T3b	N0	M0
Ⅲ C1 期	TX, T0, Tis, T1, T2, T3	N1	M0
Ⅲ C2 期	TX, T0, Tis, T1, T2, T3	N2	M0

附录 2.9 卵巢癌 TNM 分期

—— TNM 临床分期与 FIGO 分期 ——

TNM 分期		FIGO 分期	定义
TX			
T0			
T1		Ⅰ期	肿瘤局限于卵巢（单侧或双侧）或输卵管（单侧或双侧）
	T1a	Ⅰ A 期	肿瘤局限于单侧卵巢（包膜完整）或输卵管；包膜完整，卵巢或输卵管表面无肿瘤；腹水或腹腔冲洗液中无肿瘤细胞
	T1b	Ⅰ B 期	肿瘤局限于双侧卵巢或输卵管；包膜完整，卵巢或输卵管表面无肿瘤；腹水或腹腔冲洗液中无肿瘤细胞
	T1c	Ⅰ C 期	肿瘤局限于单侧或双侧卵巢／输卵管，伴有以下情况之一：
	T1c1	Ⅰ C1 期	术中肿瘤破裂
	T1c2	Ⅰ C2 期	术前包膜破裂，或卵巢／输卵管表面有肿瘤
	T1c3	Ⅰ C3 期	腹水或腹腔冲洗液中有肿瘤细胞
T2		Ⅱ期	肿瘤累及单侧或双侧卵巢／输卵管，伴盆腔播散（低于盆腔边缘）或原发性腹膜癌
	T2a	Ⅱ A 期	扩散和（或）种植到子宫和（或）输卵管和（或）卵巢
	T2b	Ⅱ B 期	扩散到其他盆腔组织，包括盆腔内肠道
T3 和（或）N1		Ⅲ期[a]	肿瘤累及单侧或双侧卵巢或输卵管，或经细胞学或组织学确认的原发腹膜癌转移至盆腔外腹膜组织和（或）腹膜后淋巴结转移
N1		Ⅲ A1 期	仅腹膜后淋巴结转移
	N1a	Ⅲ A1i 期	发生转移的淋巴结最大径 ≤ 10mm
	N1b	Ⅲ A1ii 期	发生转移的淋巴结最大径 > 10mm
	T3a 任何 N	Ⅲ A2 期	镜下可见的盆腔外腹膜（超过盆腔）受累，伴或不伴腹膜后淋巴结转移，包括肠道转移
	T3b 任何 N	Ⅲ B 期	肉眼可见的腹膜转移超出盆腔，或转移病灶最大径 ≤ 2cm，包括盆腔外肠道转移，伴或不伴腹膜后淋巴结转移
	T3c 任何 N	Ⅲ C 期	腹膜转移超出盆腔，病灶最大径 > 2cm，和（或）腹膜后淋巴结转移（包括肿瘤转移至肝被膜和脾，但无肝脾实质部位转移）
M1			远处转移（腹膜外转移除外）
	M1a	Ⅳ A 期	胸腔积液细胞学阳性
	M1b[b]	Ⅳ B 期	腹腔内脏器实质内转移，腹膜外器官转移（包括腹股沟淋巴结和腹腔外淋巴结转移）

注：a. 肝脏被膜转移属 T3/Ⅱ 期。
　　b. 肝脏实质转移属 M1/Ⅳ 期。

N：区域淋巴结		
NX		区域淋巴结转移无法确定
N0		无区域淋巴结转移
N1		有区域淋巴结转移
N1	ⅢA1	仅腹膜后淋巴结转移
N1a	ⅢAi	转移淋巴结最大径 ≤ 10mm
N1b	ⅢA1ii	转移淋巴结最大径 > 10mm

M：远处转移	
M0	无远处转移
M1	有远处转移 M1a 胸腔积液细胞学阳性 M1b 腹腔内脏器实质内转移，腹膜外器官转移（包括腹股沟淋巴结和腹腔外淋巴结转移）

—— 分期对比 ——

Ⅰ期	T1	N0	M0
Ⅰ A 期	T1a	N0	M0
Ⅰ B 期	T1b	N0	M0
Ⅰ C 期	T1c	N0	M0
Ⅱ期	T2	N0	M0
Ⅱ A 期	T2a	N0	M0
Ⅱ B 期	T2b	N0	M0
Ⅲ A1 期	T1/2	N1	M0
Ⅲ A2 期	T3a	任何 N	M0
Ⅲ B 期	T3b	任何 N	M0
Ⅲ C 期	T3c	任何 N	M0
Ⅳ期	任何 T	任何 N	M1
Ⅳ A 期	任何 T	任何 N	M1a
Ⅳ B 期	任何 T	任何 N	M1b

附录 2.10　子宫内膜癌 TNM 分期

—— TNM 临床分期 ——

T：原发肿瘤			
TX			原发肿瘤无法评估
T0			无原发肿瘤证据
T1		FIGO Ⅰ [a] 期	肿瘤局限于宫体 [a]
	T1a	FIGO Ⅰ A[a] 期	肿瘤局限于内膜，或浸润肌层 < 1/2
	T1b	FIGO Ⅰ B 期	肿瘤浸润肌层 ≥ 1/2
T2		FIGO Ⅱ 期	肿瘤侵犯宫颈间质，但未侵及子宫之外
T3		FIGO Ⅱ 期	局部和（或）区域扩散
	T3a	FIGO Ⅲ A 期	肿瘤侵及子宫浆膜层，或附件（直接蔓延或转移）
	T3b	FIGO Ⅲ B 期	阴道或宫旁受累（直接蔓延或转移）
	N1，N2	FIGO Ⅲ C 期	转移到盆腔淋巴结或腹主动脉旁淋巴结 [b]
	N1	FIGO Ⅲ C1 期	转移到盆腔淋巴结
	N2	FIGO Ⅱ C2 期	转移到腹主动脉旁淋巴结，伴或不伴盆腔淋巴结转移
T4[c]		FIGO Ⅳ 期	肿瘤侵犯膀胱 / 肠道黏膜，和 / 或远处转移
		FIGO Ⅳ A 期	肿瘤侵犯膀胱和 / 或肠黏膜
		FIGO Ⅳ B 期	远处转移，包括腹腔内转移和 / 或腹股沟淋巴结

注：a. 仅有子宫颈腺体受侵，目前应考虑为 I 期。

　　b. 细胞学阳性需单独报告，但不改变分期。

　　c. 有泡状水肿不足以诊断为 T4。

N：区域淋巴结	
NX	区域淋巴结转移无法确定
N0	无区域淋巴结转移
N1	区域淋巴结向盆腔淋巴结转移
N2	区域淋巴结向腹主动脉旁淋巴结转移，伴或不伴向盆腔淋巴结转移

M：远处转移	
M0	无远处转移
M1	有远处转移（不包括阴道、盆腔浆膜或附件转移，包括腹股沟淋巴结转移以及除腹主动脉旁淋巴结或盆腔淋巴结之外的其他腹腔淋巴结转移）

—— 分期对比 ——

0 期	Tis	N0	M0
Ⅰ A 期	T1a	N0	M0
Ⅰ B 期	T1b	N0	M0
Ⅱ 期	T2	N0	M0
Ⅲ A 期	T3a	N0	M0
Ⅲ B 期	T3b	N0	M0
Ⅲ C 期	T1，T2，T3	N1，N2	M0
Ⅲ C1 期	T1，T2，T3	N1	M0
Ⅲ C2 期	T1，T2，T3	N2	M0
Ⅳ A 期	T4	任何 N	M0
Ⅳ B 期	任何 T	任何 N	M1

附录 2.11 甲状腺癌 TNM 分期

—— TNM 临床分期 ——

T：原发肿瘤 *	
TX	原发肿瘤无法评估
T0	无原发肿瘤证据
T1	肿瘤局限于甲状腺内，最大径 ≤ 2cm T1a 肿瘤局限于甲状腺内，最大径 ≤ 1cm T1b 肿瘤局限于甲状腺内，1cm < 最大径 ≤ 2cm
T2	肿瘤局限于甲状腺内，2cm < 最大径 ≤ 4cm
T3	肿瘤局限于甲状腺内，最大径 > 4cm，或伴有颈部带状肌侵犯（胸骨舌骨肌、胸骨甲状肌或肩胛舌骨肌） T3a 肿瘤局限于甲状腺内，最大径 > 4cm T3b 任何大小的肿瘤，伴有颈部带状肌侵犯（胸骨舌骨肌、胸骨甲状肌或肩胛舌骨肌）
T4a	肿瘤侵出甲状腺包膜并侵犯以下任一结构：皮下软组织、喉、气管、食管或喉返神经
T4b	肿瘤侵犯椎前筋膜、纵隔血管，或包裹颈总动脉

注：* 包括乳头状、滤泡状、低分化、Hürthle 细胞和未分化癌。

N：区域淋巴结	
NX	区域淋巴结转移无法确定
N0	无区域淋巴结转移
N1	有区域淋巴结转移 N1a VI 区（气管前、气管旁和喉前 /Delphian 淋巴结）或上纵隔淋巴结转移 N1b 单侧、双侧或对侧颈部（I、II、II、IV、V 区）淋巴结或咽后淋巴结转移

M：远处转移	
M0	无远处转移
M1	有远处转移

—— 分期对比 ——

以下为针对不同组织病理学类型的甲状腺癌临床分期。

乳头状癌和滤泡状癌 *

55 岁以下			
Ⅰ 期	任何 T	任何 N	M0
Ⅱ 期	任何 T	任何 N	M1
55 岁及以上			
Ⅰ 期	T1a, T1b, T2	N0	M0
Ⅱ 期	T3	N0	M0
	T1, T2, T3	N1	M0
Ⅲ 期	T4a	任何 N	M0
Ⅳ A 期	T4b	任何 N	M0
Ⅳ B 期	任何 T	任何 N	M1
髓样癌			
Ⅰ 期	T1a, T1b	N0	M0
Ⅱ 期	T2, T3	N0	M0
Ⅲ 期	T1, T2, T3	N1a	M0
Ⅳ A 期	T1, T2, T3	N1b	M0
	T4a	任何 N	M0
Ⅳ B 期	T4b	任何 N	M0
Ⅳ C 期	任何 T	任何 N	M1
未分化癌			
Ⅳ A 期	T1, T2, T3a	N0	M0
Ⅳ B 期	T1, T2, T3a	N1	M0
	T3b, T4a, T4b	N0, N1	M0
Ⅳ C 期	任何 T	任何 N	M1

注：* 包括乳头状、滤泡状、低分化和 Hürthle 细胞癌。

附录 2.12 前列腺癌 TNM 分期

—— TNM 临床分期 ——

T：原发肿瘤	
TX	原发肿瘤无法评估
T0	无原发肿瘤证据
T1	临床前列腺隐匿性肿瘤 T1a 前列腺隐匿癌，在 ≤ 5% 的切除组织中通过组织病理学发现 T1b 前列腺隐匿癌，在 > 5% 的切除组织中通过组织病理学发现 T1c 肿瘤经穿刺活检证实 [如由于前列腺特异性抗原（PSA）升高]
T2	肿瘤局限于前列腺 T2a 肿瘤累及一侧叶的一半或更少 T2b 肿瘤累及大于一侧叶的一半，但仅累及一侧叶 T2c 肿瘤累及两侧叶
T3	肿瘤突破前列腺被膜* T3a 肿瘤浸润达前列腺外（单侧或双侧），包括显微镜下发现的膀胱颈受累 T3b 肿瘤侵及单侧或双侧精囊
T4	肿瘤固定或侵及除精囊外的邻近结构，包括侵及外括约肌、直肠、提肛肌和（或）盆腔壁

注：*肿瘤累及前列腺尖部或达前列腺被膜（但未突破被膜），其分期不是 T3，而是 T2。

N：区域淋巴结	
NX	区域淋巴结转移无法确定
N0	无区域淋巴结转移
N1	有区域淋巴结转移

注：转移 ≤ 0.2cm 为 pNmi（见 pN，后附件）

M：远处转移*	
M0	无远处转移
M1	有远处转移 M1a 非区域淋巴结转移 M1b 骨转移 M1c 其他部位转移

注：*当出现多于 1 个转移灶时，选用最高级别的分期，（p）M1c 是最高分期。

—— 分期 * ——

Ⅰ期	T1，T2a	N0	M0
Ⅱ期	T2b，T2c	N0	M0
Ⅲ期	T3，T4	N0	M0
Ⅳ期	任何 T	N1	M0
	任何 T	任何 N	M1

注：*AJCC 同样出版了前列腺癌预后分期。

附件：

pN　区域淋巴结。

pNX　组织学上区域淋巴结转移无法确定。

pN0　组织学证实无区域淋巴结转移。

pN1-3　组织学证实区域淋巴结受累逐渐增加。

注：1. 原发肿瘤直接侵犯淋巴结，分类为淋巴结转移。

2. 肿瘤种植（卫星结节），例如，肉眼或镜下位于原发灶淋巴引流区的癌巢或癌结节，没有组织学证据证实结节内存在淋巴结结构。这种情况可能提示跳跃转移、静脉侵犯（V1/2）或淋巴结完全被癌结节取代。如果病理学证实淋巴结完全被癌结节取代（通常具备一个平滑的边界），应该被记录为一个阳性淋巴结。同时每一个这样的结节在最终的 pN 分期中都应该被单独作为一个淋巴结计算。

3. 除区域淋巴结以外，任何其他部位的淋巴结转移都应该被视为远处转移。

4. 当大小作为 pN 分期的标准时，应该测量转移的淋巴结而非整个淋巴结。应该测量肿瘤的最大径。

5. 若仅为微转移病例，例如，所有转移灶均 ≤ 2mm 时，则需要标记为"（mi）"，即 pN1（mi）。

附录3 各主要癌种ICD-10编码表

附录3.1 肺癌ICD-10编码

ICD-10 编码	编码名称
C34.001	肺门恶性肿瘤
C34.100	上叶，支气管或肺的恶性肿瘤
C34.100x003	左肺上叶恶性肿瘤
C34.100x004	右肺上叶恶性肿瘤
C34.101	肺上叶恶性肿瘤
C34.102	肺上沟恶性肿瘤
C34.200	中叶，支气管或肺的恶性肿瘤
C34.200x001	右肺中叶恶性肿瘤
C34.201	肺中叶恶性肿瘤
C34.300	下叶，支气管或肺的恶性肿瘤
C34.300x003	左肺下叶恶性肿瘤
C34.300x004	右肺下叶恶性肿瘤
C34.301	肺下叶恶性肿瘤
C34.800	支气管和肺交搭跨越恶性肿瘤的损害
C34.800x001	右肺中上叶恶性肿瘤
C34.800x002	右肺中下叶恶性肿瘤
C34.800x003	左肺上下叶恶性肿瘤
C34.801	肺中上叶恶性肿瘤
C34.802	肺中下叶恶性肿瘤
C34.803	肺上下叶恶性肿瘤
C34.900	支气管或肺恶性肿瘤
C34.900x001	肺恶性肿瘤
C34.900x004	左肺恶性肿瘤
C34.900x005	右肺恶性肿瘤
C34.900x006	双肺恶性肿瘤
C34.900x008	肺多处恶性肿瘤
C78.000	肺部继发性恶性肿瘤
C78.000x011	肺继发恶性肿瘤
D02.200	支气管和肺原位癌
D02.200x002	肺原位癌

附录 3.2　肝癌 ICD-10 编码

ICD-10 编码	编码名称
C22.000	肝细胞癌
C22.001	肝恶性细胞瘤
C22.100	肝内胆管癌
C22.200	肝母细胞瘤
C22.300	肝血管肉瘤
C22.300x001	肝巨噬细胞肉瘤（Kupffer 细胞肉瘤）
C22.301	肝巨噬细胞肉瘤
C22.400	肝的其他肉瘤
C22.700	肝恶性肿瘤，其他特指的
C22.900	肝恶性肿瘤
C24.000	肝外胆管恶性肿瘤
C24.000x006	肝胆管恶性肿瘤
C24.000x007	肝门胆管恶性肿瘤
C24.001	肝管恶性肿瘤
C24.800x001	肝内及肝外胆管恶性肿瘤
C78.700	肝部继发性恶性肿瘤
C78.700x011	肝继发恶性肿瘤
D01.500	肝、胆囊和胆道原位癌
D01.500x001	肝原位癌

附录 3.3 结直肠癌 ICD-10 编码

ICD-10 编码	编码名称
C18.000	盲肠恶性肿瘤
C18.001	回盲部恶性肿瘤
C18.100	阑尾恶性肿瘤
C18.200	升结肠恶性肿瘤
C18.300	结肠肝曲恶性肿瘤
C18.400	横结肠恶性肿瘤
C18.500	结肠脾曲恶性肿瘤
C18.600	降结肠恶性肿瘤
C18.700	乙状结肠恶性肿瘤
C18.800	结肠交搭跨越恶性肿瘤的损害
C18.800x002	盲肠及升结肠恶性肿瘤
C18.801	降结肠乙状结肠恶性肿瘤
C18.802	升结肠横结肠恶性肿瘤
C18.803	横结肠降结肠恶性肿瘤
C18.900	结肠恶性肿瘤
C18.900x001	结肠多处恶性肿瘤
C18.901	结肠腺瘤恶变
C19.x00	直肠乙状结肠连接处恶性肿瘤
C19.x00x001	直肠乙状结肠连接部恶性肿瘤
C19.x01	结肠和直肠恶性肿瘤
C20.x00	直肠恶性肿瘤
C20.x00x003	直肠多处恶性肿瘤
C20.x01	直肠壶腹部恶性肿瘤
C21.800	直肠、肛门和肛管交搭跨越恶性肿瘤的损害
C21.800x002	肛门直肠连接部恶性肿瘤
C21.801	直肠肛管恶性肿瘤
C21.802	直肠肛门恶性肿瘤
C26.800x001	小肠及结肠恶性肿瘤
C48.100x006	直肠子宫陷凹恶性肿瘤
C48.102	结肠系膜恶性肿瘤
C78.500	大肠和直肠继发性恶性肿瘤
C78.500x004	乙状结肠继发恶性肿瘤
C78.500x006	直肠乙状结肠连接部继发恶性肿瘤
C78.501	直肠继发性恶性肿瘤
C78.504	结肠继发恶性肿瘤
C78.600x007	直肠子宫陷凹继发恶性肿瘤
C79.824	直肠阴道隔继发性恶性肿瘤
D01.000	结肠原位癌
D01.100	直肠乙状结肠连接处原位癌
D01.100x001	直肠乙状结肠连接部原位癌
D01.200	直肠原位癌

附录 3.4 胃癌 ICD-10 编码

ICD-10 编码	编码名称
C16.000	贲门恶性肿瘤
C16.000x003	贲门口恶性肿瘤
C16.001	食管贲门连接处恶性肿瘤
C16.002	食管胃连接处恶性肿瘤
C16.100	胃底恶性肿瘤
C16.200	胃体恶性肿瘤
C16.300	幽门窦恶性肿瘤
C16.301	胃窦恶性肿瘤
C16.400	幽门恶性肿瘤
C16.401	幽门前恶性肿瘤
C16.402	幽门管恶性肿瘤
C16.500	胃小弯恶性肿瘤
C16.600	胃大弯恶性肿瘤
C16.800	胃交搭跨越恶性肿瘤的损害
C16.800x002	胃体和胃窦及胃大弯恶性肿瘤
C16.801	贲门胃底恶性肿瘤
C16.802	贲门胃体恶性肿瘤
C16.803	胃窦胃体恶性肿瘤
C16.804	胃底胃体恶性肿瘤
C16.900	胃恶性肿瘤
C16.900x003	胃多处恶性肿瘤
C16.902	胃溃疡癌变
C16.903	残胃恶性肿瘤
C78.800x005	胃肠道继发恶性肿瘤
C78.800x010	胃底继发恶性肿瘤
C78.802	胃继发恶性肿瘤
D00.200	胃原位癌

附录 3.5 食管癌 ICD-10 编码

ICD-10 编码	编码名称
C15.000	颈部食管恶性肿瘤
C15.100	胸部食管恶性肿瘤
C15.100x002	食管胸上段恶性肿瘤
C15.100x003	食管胸中段恶性肿瘤
C15.100x004	食管胸下段恶性肿瘤
C15.100x011	食管胸部恶性肿瘤
C15.200	腹部食管恶性肿瘤
C15.200x001	食管腹部恶性肿瘤
C15.300	食管上三分之一的恶性肿瘤
C15.400	食管中三分之一的恶性肿瘤
C15.500	食管下三分之一的恶性肿瘤
C15.800	食管交搭跨越恶性肿瘤的损害
C15.800x001	食管颈部及腹部恶性肿瘤
C15.800x002	食管颈部及胸部恶性肿瘤
C15.800x003	食管胸部及腹部恶性肿瘤
C15.800x004	食管颈部和胸部及腹部恶性肿瘤
C15.801	食管中上段恶性肿瘤
C15.802	食管中下段恶性肿瘤
C15.900	食管恶性肿瘤
C15.900x003	食管多处恶性肿瘤
C16.001	食管贲门连接处恶性肿瘤
C16.002	食管胃连接处恶性肿瘤
C78.800x013	胃食管连接部继发恶性肿瘤
C78.800x014	贲门食管连接部继发恶性肿瘤
C78.801	食管继发恶性肿瘤
D00.100	食管原位癌
D00.200x002	贲门食管连接部原位癌

附录 3.6 乳腺癌 ICD-10 编码

ICD-10 编码	编码名称
C50.000	乳头和乳晕恶性肿瘤
C50.000x001	乳头恶性肿瘤
C50.001	乳晕恶性肿瘤
C50.100	乳房中央部恶性肿瘤
C50.100x001	乳腺中央部恶性肿瘤
C50.200	乳房上内象限恶性肿瘤
C50.200x001	乳腺内上象限恶性肿瘤
C50.300	乳房下内象限恶性肿瘤
C50.300x001	乳腺内下象限恶性肿瘤
C50.400	乳房上外象限恶性肿瘤
C50.400x001	乳腺外上象限恶性肿瘤
C50.500	乳房下外象限恶性肿瘤
C50.500x001	乳腺外下象限恶性肿瘤
C50.600	乳房腋尾部恶性肿瘤
C50.600x001	乳腺腋尾部恶性肿瘤
C50.800	乳房交搭跨越恶性肿瘤的损害
C50.800x001	乳腺中上象限恶性肿瘤
C50.800x002	乳腺中下象限恶性肿瘤
C50.800x003	乳腺中外象限恶性肿瘤
C50.800x004	乳腺中内象限恶性肿瘤
C50.800x005	异位乳腺恶性肿瘤
C50.801	乳腺恶性肿瘤，上部
C50.802	乳腺恶性肿瘤，下部
C50.803	乳腺恶性肿瘤，内侧
C50.804	乳腺恶性肿瘤，外侧
C50.900	乳房恶性肿瘤
C50.900x004	乳腺多处恶性肿瘤
C50.900x005	双侧乳腺恶性肿瘤
C50.900x011	乳腺恶性肿瘤
C50.901	男性乳腺恶性肿瘤
C50.902	副乳腺恶性肿瘤
C79.806	乳腺继发恶性肿瘤
D05.000	乳房小叶原位癌
D05.100	乳房导管原位癌
D05.100x001	乳腺导管原位癌
D05.700	乳房其他部位的原位癌
D05.900	乳房的原位癌
D05.900x001	乳腺原位癌

附录 3.7 子宫颈癌 ICD-10 编码

ICD-10 编码	编码名称
C53.100	外宫颈恶性肿瘤
C53.800	宫颈交搭跨越恶性肿瘤的损害
C53.801	宫颈残端恶性肿瘤
C53.900	宫颈恶性肿瘤
C53.900x001	子宫颈恶性肿瘤
C54.001	子宫下段恶性肿瘤
C54.200	子宫肌层恶性肿瘤
C54.800	子宫体交搭跨越恶性肿瘤的损害
C54.900	子宫体恶性肿瘤
C55.x00	子宫恶性肿瘤
C57.800x004	子宫颈及阴道恶性肿瘤
C79.800x209	子宫颈继发恶性肿瘤
C79.800x211	子宫旁继发恶性肿瘤
C79.800x213	子宫下段继发恶性肿瘤
C79.800x223	子宫肌层继发恶性肿瘤
C79.812	子宫继发恶性肿瘤
D06.100	宫颈外膜原位癌
D06.700	宫颈其他部位的原位癌
D06.900	宫颈的原位癌
D06.900x002	子宫颈上皮内瘤变 III 级（CINIII 级）
D06.900x011	子宫颈原位癌
D07.303	子宫体原位癌

附录 3.8　卵巢癌 ICD-10 编码

ICD-10 编码	编码名称
C56.x00	卵巢恶性肿瘤
C56.x00x003	双侧卵巢恶性肿瘤
C57.101	卵巢冠恶性肿瘤
C57.801	输卵管卵巢恶性肿瘤
C57.802	子宫卵巢恶性肿瘤
C79.600	卵巢继发性恶性肿瘤
C79.800x218	子宫卵巢韧带继发恶性肿瘤
D07.301	卵巢原位癌

附录 3.9　子宫内膜癌 ICD-10 编码

ICD-10 编码	编码名称
C53.000	宫颈内膜恶性肿瘤
C53.000x001	子宫颈内膜恶性肿瘤
C54.000	子宫峡部恶性肿瘤
C54.100	子宫内膜恶性肿瘤
C54.300	子宫底部恶性肿瘤
C79.800x220	子宫内膜继发恶性肿瘤
D06.000	宫颈内膜原位癌
D06.000x001	子宫颈内膜原位癌
D07.000	子宫内膜原位癌

附录 3.10　甲状腺癌 ICD-10 编码

ICD-10 编码	编码名称
C73.x00	甲状腺恶性肿瘤
C73.x00x003	甲状腺多处恶性肿瘤
C75.000	甲状旁腺恶性肿瘤
C79.805	甲状腺继发恶性肿瘤
D09.300	甲状腺和其他未特指内分泌腺原位癌
D09.301	甲状腺原位癌
D09.304	甲状旁腺原位癌

附录 3.11　前列腺癌 ICD-10 编码

ICD-10 编码	编码名称
C61.x00	前列腺恶性肿瘤
C68.800x003	膀胱和尿道及前列腺恶性肿瘤
C79.818	前列腺继发恶性肿瘤
D07.500	前列腺原位癌

附录4　ICD-O-3主要编码表

附录4.1　ICD-O-3解剖学编码

ICD-O-3解剖学编码	位置
C00.0	外上唇，上唇红缘，上唇，NOS（不包括上唇皮肤C44.0）
C00.1	外下唇，下唇红缘，下唇，NOS（不包括下唇皮肤C44.0）
C00.2	外唇，NOS，唇红缘，NOS
C00.3	上唇黏膜，上唇内面，上唇系带
C00.4	下唇黏膜，下唇内面，下唇系带
C00.5	唇黏膜，NOS，唇内面，NOS，内唇，唇系带，NOS
C00.6	唇连合
C00.8	唇交搭跨越的损害
C00.9	唇，NOS（不包括唇皮肤C44.0）
C01.9	舌底部，NOS，舌根恶性肿瘤，舌后，NOS
C02.0	舌背面，NOS（舌前2/3，背面，舌中线，舌前背面）
C02.1	舌缘，舌尖
C02.2	舌腹面，NOS（舌前2/3，腹面，舌系带，舌前腹面，NOS）
C02.3	舌前2/3，部位NOS
C02.4	舌扁桃体
C02.8	舌交搭跨越的损害
C02.9	舌，NOS
C03.0	上牙龈（上颌牙龈，上牙槽黏膜，上牙槽嵴黏膜，上牙槽，上牙龈）
C03.1	下牙龈（下颌牙龈，下牙槽黏膜，下牙槽嵴黏膜，下牙槽，下牙龈）
C03.9	牙龈，NOS（牙龈，牙槽黏膜，牙槽嵴黏膜，牙槽，牙周组织，NOS）
C04.0	口底前部
C04.1	口底侧部
C04.8	口底交搭跨越的损害
C04.9	口底，未特指
C05.0	硬腭
C05.1	软腭，NOS（不包括软腭的鼻咽面C11.3）
C05.2	悬雍垂
C05.8	腭交搭跨越的损害

ICD-O-3 解剖学编码	位置
C05.9	腭, NOS, 口顶
C06.0	颊黏膜(颊内侧面)
C06.1	口前庭(牙槽沟, 颊黏膜沟, 唇沟)
C06.2	磨牙后区(磨牙后三角, 磨牙后三角区)
C06.8	口的其他和未特指部位交搭跨越的损害
C06.9	口, NOS(颊腔, 口腔, 口腔黏膜, 小涎腺, NOS)
C07.9	腮腺恶性肿瘤, NOS(腮腺, 斯滕森管, 腮腺管)
C08.0	下颌下腺(颌下腺, 下颌下腺管, 颌下腺管)
C08.1	舌下腺(舌下腺管)
C08.8	大涎腺交搭跨越的损害
C08.9	大涎腺, NOS
C09.0	扁桃体窝
C09.1	扁桃体柱(咽门柱, 舌腭襞)
C09.8	扁桃体交搭跨越的损害
C09.9	扁桃体, NOS
C10.0	会厌谷
C10.1	会厌前面
C10.2	口咽侧壁, 中咽侧壁
C10.3	口咽后壁, 中咽后壁
C10.4	鳃裂
C10.8	口咽交搭跨越的损害
C10.9	口咽, NOS(中咽, 咽门, NOS)
C11.0	鼻咽上壁(鼻咽顶)
C11.1	鼻咽后壁(腺样本, 咽扁桃体)
C11.2	鼻咽侧壁(罗森米勒窝)
C11.3	鼻咽前壁(软腭的鼻咽面, 咽穹隆, 鼻后孔, 鼻中隔后缘)
C11.8	鼻咽交搭跨越的损害
C11.9	鼻咽, NOS
C12.9	梨状窝恶性肿瘤
C13.0	环状软骨后区(咽环状软骨, 环状软骨, NOS)
C13.1	杓状会厌襞, 咽下面, NOS
C13.2	下咽后壁
C13.8	下咽交搭跨越的损害

ICD-O-3 解剖学编码	位置
C13.9	下咽，NOS（下咽壁，喉咽）
C14.0	咽，NOS（咽壁，咽的壁，咽的侧壁，咽的后壁，咽后，咽喉，NOS）
C14.2	瓦尔代尔扁桃体环
C14.8	唇、口腔和咽交搭跨越的损害
C15.0	颈段食管
C15.1	胸段食管
C15.2	腹段食管
C15.3	食管上 1/3，食管近端 1/3
C15.4	食管中 1/3，食管中端 1/3
C15.5	食管下 1/3，食管远端 1/3
C15.8	食管交搭跨越的损害
C15.9	食管，NOS
C16.0	贲门，NOS（胃贲门，贲门食管连接处，食管胃连接处，胃食管连接处）
C16.1	胃底
C16.2	胃体
C16.3	胃窦，幽门窦
C16.4	幽门，幽门管，幽门前
C16.5	胃小弯，NOS
C16.6	胃大弯，NOS
C16.8	胃交搭跨越的损害
C16.9	胃，NOS
C17.0	十二指肠
C17.1	空肠
C17.2	回肠
C17.3	麦克尔憩室
C17.8	小肠交搭跨越的损害
C17.9	小肠，NOS
C18.0	盲肠，回盲瓣，回盲连接处
C18.1	阑尾
C18.2	升结肠，右侧结肠
C18.3	结肠肝曲
C18.4	横结肠
C18.5	结肠脾曲

ICD-O-3 解剖学编码	位置
C18.6	降结肠，左侧结肠
C18.7	乙状结肠，NOS，结肠的乙状结肠曲，盆结肠
C18.8	结肠交搭跨越的损害
C18.9	结肠，NOS（大肠不包括直肠）
C19.9	直肠乙状结肠连接处，直肠乙状结肠，NOS，结肠和直肠，骨盆直肠连接处
C20.9	直肠，NOS，直肠壶腹
C21.0	肛门，NOS
C21.1	肛管（肛门括约肌）
C21.2	泄殖腔源性区
C21.8	直肠，肛门和肛管交搭跨越的损害
C22.0	肝，NOS
C22.1	肝内胆管癌，胆小管，胆管
C23.9	胆囊
C24.0	肝外胆管（胆管，NOS，胆总管，胆囊管，肝胆管，肝管，奥迪括约肌）
C24.1	法特壶腹（壶腹周围）
C24.8	胆道交搭跨越的损害
C24.9	胆道，NOS
C25.0	胰头
C25.1	胰体
C25.2	胰尾
C25.3	胰管（圣托里尼管，维尔松管）
C25.4	胰岛（朗格汉斯岛，内分泌的胰腺）
C25.7	胰的其他特殊部位，胰颈
C25.8	胰交搭跨越的损害
C25.9	胰，NOS
C26.0	肠道，NOS
C26.8	消化系统交搭跨越的损害
C26.9	胃肠道，NOS，消化器官，NOS
C30.0	鼻腔（内鼻，鼻孔，鼻软骨，鼻黏膜，鼻中隔，NOS，鼻甲，鼻前庭）
C30.1	中耳（内耳，咽鼓管，欧氏管，乳突窦，鼓室腔）
C31.0	上颌窦，NOS
C31.1	筛窦

ICD-O-3 解剖学编码	位置
C31.2	额窦
C31.3	蝶窦
C31.8	副鼻窦交搭跨越的损害
C31.9	鼻窦，NOS，鼻旁窦
C32.0	声门（内喉，喉联合，声带，NOS，真声带）
C32.1	声门上（会厌，NOS，外喉，杓状会厌襞的喉面，会厌后面，喉室带，假声带）
C32.2	声门下
C32.3	喉软骨（杓状软骨，环状软骨，楔状软骨，甲状软骨）
C32.8	喉交搭跨越的损害
C32.9	喉，NOS
C33.9	气管，NOS
C34.0	主支气管（隆凸，肺门）
C34.1	上叶，肺（肺小舌，上叶，支气管）
C34.2	中叶，肺（中叶，支气管）
C34.3	下叶，肺（下叶，支气管）
C34.8	支气管和肺交搭跨越的损害
C34.9	肺，NOS（支气管，NOS，细支气管，支气管源性）
C37.9	胸腺
C38.0	心脏（心内膜，心外膜，心肌，心包，心室，心房）
C38.1	前纵隔
C38.2	后纵隔
C38.3	纵隔，NOS
C38.4	胸膜，NOS（壁胸膜，脏胸膜）
C38.8	心脏、纵隔和胸膜交搭跨越的损害
C39.0	上呼吸道，NOS
C39.8	呼吸和胸腔内器官交搭跨越的损害
C39.9	呼吸系统部位不明确（呼吸道，NOS）
C40.0	上肢长骨、肩胛骨和有关的关节（肩锁关节，臂骨，前臂骨，肩骨，肘关节，肱骨，桡骨，肩胛骨，肩甲带，尺骨）
C40.1	上肢短骨和有关的关节（指骨，手骨，拇指骨，腕骨，手关节，掌骨，手指骨，腕关节）
C40.2	下肢长骨和有关的关节（腿骨，股骨，腓骨，膝关节，NOS,膝关节外侧半月板，膝关节内侧半月板，胫骨）

ICD-O-3 解剖学编码	位置
C40.3	下肢短骨和有关的关节（踝关节，踝骨，足骨，足跟骨，趾骨，足关节，距骨，髌骨，足趾骨，跗骨）
C40.8	四肢的骨和关节软骨交搭跨越的损害
C40.9	四肢的骨和关节软骨，NOS（四肢的软骨，NOS，四肢的关节，NOS，四肢的关节软骨，NOS）
C41.0	颅和面骨和有关的关节（不包括下颌骨 C41.1）
C41.1	下颌骨（颌骨，NOS，颞颌关节）
C41.2	脊柱（不包括骶骨和尾骨 C41.4），寰椎，枢椎，脊骨，椎间盘，髓核，脊柱，脊椎
C41.3	肋骨、胸骨、锁骨和有关的关节（肋软骨，肋椎关节，胸肋关节）
C41.4	盆骨、骶骨、尾骨和有关的关节（髋臼，髋骨，尾骨，髋关节，髂骨，无名骨，坐骨，骨盆骨，耻骨，骶骨，耻骨联合）
C41.8	骨、关节和关节软骨交搭跨越的损害
C41.9	骨，NOS（软骨，NOS，关节，NOS，骨骼骨，关节软骨，NOS）
C42.0	血液
C42.1	骨髓
C42.2	脾
C42.3	网状内皮系统，NOS
C42.4	造血系统，NOS
C44.0	唇皮肤，NOS（上唇皮肤，下唇皮肤）
C44.1	眼睑（睑，NOS，眦，NOS，内眦，下睑，睑板腺，外眦，上睑）
C44.2	外耳 [耳郭（耳廓），NOS，耵聍腺，耳甲，耳，NOS，耳垂，外耳道，NOS，耳轮，耳的皮肤，NOS，耳屏]
C44.3	面部其他和未特指部位的皮肤
C44.4	头皮和颈部皮肤
C44.5	躯干皮肤
C44.6	上肢和肩的皮肤
C44.7	下肢和臀部的皮肤
C44.8	皮肤交搭跨越的损害
C44.9	皮肤，NOS
C47.0	头、面和颈部的周围神经和自主神经系统
C47.1	上肢和肩的周围神经和自主神经系统
C47.2	下肢和臀部的周围神经和自主神经系统
C47.3	胸部的周围神经和自主神经系统
C47.4	腹部的周围神经和自主神经系统

ICD-O-3 解剖学编码	位置
C47.5	骨盆的周围神经和自主神经系统
C47.6	躯干的周围神经和自主神经系统，NOS
C47.8	周围神经和自主神经系统交搭跨越的损害
C47.9	自主神经系统，NOS
C48.0	腹膜后（肾上腺周围组织，肾周围组织，胰腺周围组织，胰周围组织，直肠后组织，腹膜后组织）
C48.1	腹膜特指部位（肠系膜，阑尾系膜，结肠系膜，网膜，盆腔腹膜，直肠子宫陷凹，道格拉斯陷凹）
C48.2	腹膜，NOS（腹膜腔）
C48.8	腹膜后和腹膜交搭跨越的损害
C49.0	头、面和颈结缔组织和，皮下组织和其他软组织
C49.1	上肢和肩的结缔组织，皮下组织和其他软组织
C49.2	下肢和臀部的结缔组织，皮下组织和其他软组织
C49.3	胸部的结缔组织，皮下组织和其他软组织
C49.4	腹部的结缔组织，皮下组织和其他软组织
C49.5	骨盆的结缔组织，皮下组织和其他软组织
C49.6	躯干的结缔组织，皮下组织和其他软组织，NOS
C49.8	结缔组织，皮下组织和其他软组织交搭跨越的损害
C49.9	结缔组织，皮下组织和其他软组织，NOS
C50.0	乳头和乳晕
C50.1	乳房中央部
C50.2	乳房上内象限
C50.3	乳房下内象限
C50.4	乳房上外象限
C50.5	乳房下外象限
C50.6	乳房腋尾部（乳房尾部，NOS）
C50.8	乳房交搭跨越的损害
C50.9	乳房，NOS，乳腺
C51.0	大阴唇（大阴唇，NOS，前庭大腺，大阴唇皮肤）
C51.1	小阴唇
C51.2	阴蒂
C51.8	外阴交搭跨越的损害
C51.9	外阴，NOS（女性外生殖器，阴唇系带，阴唇，NOS，阴阜，阴部，外阴皮肤）

ICD-O-3 解剖学编码	位置
C52.9	阴道，NOS（阴道穹隆，加特纳管，处女膜）
C53.0	宫颈内膜，内口（宫颈管，宫颈管内膜，宫颈内膜腺，纳博特腺）
C53.1	外宫颈，外口
C53.8	宫颈交搭跨越的损害
C53.9	宫颈，NOS
C54.0	子宫峡（子宫下段）
C54.1	子宫内膜（子宫内膜腺体，子宫内膜基质）
C54.2	子宫肌层
C54.3	子宫底
C54.8	子宫体交搭跨越的损害
C54.9	子宫体
C55.9	子宫，NOS
C56.9	卵巢
C57.0	输卵管
C57.1	阔韧带（卵巢系膜，卵巢冠区）
C57.2	圆韧带
C57.3	子宫旁组织（子宫韧带，子宫骶骨韧带）
C57.4	子宫附件，NOS
C57.7	女性生殖器官的其他特指部分 [沃尔夫体（中肾体），沃尔夫管（中肾管）]
C57.8	女性生殖器官交搭跨越的损害
C57.9	女性生殖道，NOS（女性生殖器官，NOS，女性泌尿生殖道，NOS，尿道阴道隔，膀胱宫颈组织，膀胱阴道隔）
C58.9	胎盘，胎膜
C60.0	包皮
C60.1	阴茎头
C60.2	阴茎体（海绵体，阴茎体）
C60.8	阴茎交搭跨越的损害
C60.9	阴茎，NOS（阴茎皮肤）
C61.9	前列腺，NOS
C62.0	隐睾（肿瘤的部位），睾丸未降，异位睾丸
C62.1	下降的睾丸，阴囊的睾丸
C62.9	睾丸，NOS
C63.0	附睾

ICD-O-3解剖学编码	位置
C63.1	精索，输精管
C63.2	阴囊，NOS，阴囊皮肤
C63.7	男性生殖器官的其他特指部分（精囊，鞘膜）
C63.8	男性生殖器官交搭跨越的损害
C63.9	男性生殖器官，NOS（男性生殖道，NOS，男泌尿性生殖道，NOS）
C64.9	肾，NOS，肾实质
C65.9	肾盂，肾盏，肾盂输尿管连接处
C66.9	输尿管
C67.0	膀胱三角区
C67.1	膀胱顶
C67.2	膀胱侧壁
C67.3	膀胱前壁
C67.4	膀胱后壁
C67.5	膀胱颈（尿道内口）
C67.6	输尿管口
C67.7	脐尿管
C67.8	膀胱交搭跨越的损害
C67.9	膀胱，NOS（膀胱壁，NOS，膀胱，NOS）
C68.0	尿道 [考珀腺（尿道球腺），前列腺小囊，尿道腺]
C68.1	尿道旁腺
C68.8	泌尿器官交搭跨越的损害
C68.9	泌尿系统，NOS
C69.0	结合膜
C69.1	角膜，NOS（角膜缘）
C69.2	视网膜
C69.3	脉络膜
C69.4	睫状体 [晶状体，虹膜，巩膜，葡萄膜（色素层），眼内，眼球]
C69.5	泪腺（泪管，NOS，鼻泪管，泪囊）
C69.6	眶,NOS（眶的自主神经系统,眶的结缔组织,眼球外肌,眶周神经,球后组织,眶的软组织）
C69.8	眼和附器交搭跨越的损害
C69.9	眼，NOS

ICD-O-3 解剖学编码	位置
C70.0	大脑脑膜（硬颅脑膜，颅脑膜，软颅脑膜，小脑镰，大脑镰，脑镰，NOS，颅内蛛网膜，颅内脑膜，小脑幕，脑幕，NOS）
C70.1	脊膜（脊髓蛛网膜，硬脊膜，软脊膜）
C70.9	脑（脊）膜，NOS[蛛网膜，NOS，硬脑（脊）膜，NOS，硬脑膜，NOS，软脑膜，NOS]
C71.0	大脑 [基底节，中枢白质，大脑皮质，大脑半球，大脑白质，纹状体，苍白球，下丘脑，脑岛，内囊，赖尔岛（脑岛），岛盖，壳核（豆状核），嗅脑，幕上脑，NOS，背侧丘脑]
C71.1	额叶（额极）
C71.2	颞叶（海马，钩）
C71.3	顶叶
C71.4	枕叶（枕极）
C71.5	脑室，NOS（大脑脑室，脉络丛，NOS，侧脑室脉络丛，第三脑室脉络丛，室管膜，侧脑室，NOS，第三脑室，NOS）
C71.6	小脑，NOS（小脑脑桥角，小脑蚓部）
C71.7	脑干（大脑脚，大脑脚底，第四脑室脉络丛，第四脑室，NOS，幕下脑，NOS，延髓，中脑，橄榄，脑桥，岩部）
C71.8	脑交搭跨越的损害
C71.9	脑，NOS（颅内部，颅窝，NOS，颅前窝，颅中窝，颅后窝，蝶鞍上）
C72.0	脊髓（颈髓，脊髓圆锥，终丝，腰髓，骶髓，胸髓）
C72.1	马尾
C72.2	嗅神经
C72.3	视神经（视交叉，视束）
C72.4	听神经
C72.5	颅神经，NOS（展神经，副神经，NOS，副脊神经，面、舌咽、舌下、动眼、三叉、滑车、迷走神经）
C72.8	脑和中枢神经系统交搭跨越的损害
C72.9	神经系统，NOS（中枢神经系统，硬膜上，硬膜外，蝶鞍旁）
C73.9	甲状腺，NOS（甲状舌管）
C74.0	肾上腺皮质
C74.1	肾上腺髓质
C74.9	肾上腺，NOS
C75.0	甲状旁腺
C75.1	垂体，NOS（脑垂体，拉特克囊，蝶鞍，垂体窝）
C75.2	颅咽管
C75.3	松果体

附录 4.2　ICD-O-3 第 5 位编码

ICD-O-3 第 5 位编码	含义
/0	良性
/1	良性或恶性未肯定（交界恶性，潜在低度恶性，潜在恶性未肯定）
/2	原位癌（上皮内的，非浸润性，非侵袭性）
/3	恶性，原发部位

附录 4.3 ICD-O-3 第 6 位编码

ICD-O-3 第 6 位编码	含义
1	Ⅰ级 高分化（已分化，NOS）
2	Ⅱ级 中分化（已中等分化）
3	Ⅲ级 低分化
4	Ⅳ级 未分化（间变）
5	T 细胞
6	B 细胞（前-B，B 前体细胞）
7	无标记淋巴细胞（非 T，非 B）
8	NK（自然杀伤）细胞
9	未确定，未指出或不适用的